Homöopathie und...

Alternative Fakten

Fünfte Ausgabe einer Schriftenreihe, eines Glasperlenspiels

Dieter Elendt, Anonymus

Homöopathie und...

Eine Schriftenreihe - ein Glasperlenspiel

(Hrsg. Dieter Elendt)

Fünfte Ausgabe:

Alternative Fakten

Dieter Elendt, Anonymus

Bibliografische Informationen der Deutschen Nationalbibliothek:
Die Deutsche Nationalbibliothek verzeichnet diese Publikation in der deutschen Nationalbibliografie; detaillierte Informationen sind im Internet über <http://dnb.dbb.de> abrufbar.

© 2017: Dieter Elendt, Anonymus
Herstellung und Verlag: BoD - Books on Demand, Norderstedt
ISBN 9783743174733
Bild vordere Umschlagseite: Gustave Doré

Inhaltsverzeichnis

Einführung   7

Bericht über einige Mail-Kontakte mit Vertretern von als
seriös geltenden Medien   13

Nachwort   92

Anhang:

Anonymus:
Der Limerick. Beispiele einer textkritischen
Analyse vom Blickwinkel der polemischen Homöopathie.
Teil 5: Der Limerick als aufklärerische Provokation   99

Wer weiß, dass es schwarze Schwäne gibt, vertraut keinem Experten mehr.

Nassim Nicholas Taleb

Einführung

In diesem Büchlein geht es um die Darstellung der Homöopathie in den Medien, jedenfalls in einer Auswahl von Medien. Die Idee dazu, solches zu versuchen, hat zwei Wurzeln:
Die eine Wurzel ist eine Kränkung. Im Juni 2016 schickte ich ein Papier-Exemplar eines von mir herausgegebenen Buches, welches durchaus kritisch mit Homöopathie umgeht, aber auch kritisch mit den Kritikern, an verschiedene Redaktionen von als seriös geltenden Medien. Es gab keine einzige Reaktion, nicht einmal eine Eingangsbestätigung. Das ist fürwahr eine narzisstische Kränkung, insbesondere, wenn man sieht, wie Bücher, die sich gegen Homöopathie richten, in fast allen dieser Medien besprochen werden. Aber um diese narzisstische Kränkung geht es nicht. Sie hat micht nicht umgebracht. Es geht vielmehr um die Sache namens Homöopathie.
Damit sind wir bei der zweiten Wurzel: Ich verfolge schon seit einiger Zeit die Berichterstattung über Homöopathie in ein paar als seriös geltenden Medien, insbesondere in jenen, die auch online erscheinen. Dabei ist eindeutig zu sehen, dass diese Berichterstattung tendenziös ist: gegen die Homöopathie gerichtet. In letzter Zeit habe ich begonnen, den einen oder anderen Leserbrief zu dieser Thematik zu schreiben. Manche davon wurden sogar beantwortet. Bei wenigen erhielt ich sogar eine zweite und dritte Antwort. Immer ist der Kontakt aber nach einiger Zeit abgebrochen (was in keinem Fall von mir ausging[1]).
In allen Fällen musste ich feststellen, dass die ursprünglichen Artikel die Homöopathie nicht nur tendenziös darstellen, sondern dass auch grobe Fehler zu verzeichnen sind. Damit meine ich objektive Fehler, nicht unterschiedliche Meinungen.

Bei einem Gedanken schaudert mir: Wenn eine Sache, von der ich etwas verstehe, generell so verzerrt dargestellt wird und wenn ich versuchsweise diese Verzerrung auf die vielen Sachen extrapoliere, von denen ich nichts oder wenig verstehe, wie falsch muss dann meine Meinung sein, die ich ja auch aus der Berichterstattung dieser Medien entwickle?

---

[1] Ich hatte allerdings ein wenig Furcht, dass mein Insistieren als Querulantentum gewertet würde. Daher habe ich meistens den Mail- oder Briefwechsel nur dann aufrecht erhalten, wenn ich selbst eine Antwort bekommen habe. Gelegentlich habe ich auch sinngemäß geschrieben, dass, wenn der Adressat nicht zu einer Antwort gewillt ist, ich auch meinerseits nicht weiter schreiben würde. In diesen Fällen erfolgte immer ein Abbruch der Kommunikation seitens des Adressaten.

Ich bin nicht in der Lage, für Vollständigkeit zu sorgen. Vielmehr geht es um einzelne Artikel, zu denen ich Stellung bezogen habe (und das zum größten Teil, bevor ich daran dachte, das zu veröffentlichen). Es handelt sich hier um nichts weiter als um einen Erfahrungsbericht.

Es gibt ein Problem: Die Rechtslage ist wohl so, dass ich E-Mails, die an mich persönlich gerichtet sind, nicht ohne Genehmigung der Absender veröffentlichen darf. Daraufhin habe ich natürlich diejenigen, die mir geantwortet hatten, nach diesen Genehmigungen gefragt und ich habe tatsächlich eine positive Antwort bekommen. Der Rest der Anfragen wurde entweder nicht oder negativ beantwortet. Ich muss gestehen, dass ich diese negativen Bescheide nicht verstehe, denn es wurde in dem in Frage stehenden Mailwechsel an keiner Stelle über Persönliches geschrieben, sondern immer nur über den in Frage stehenden Gegenstand namens Homöopathie. Haben die Damen und Herren Autoren etwa Angst, dass ihre qualitativ unzureichenden Einlassungen offenbar werden?
Ursprünglich habe ich mich bemüht, die Möglichkeit zu erhalten, dass ich das, was ich nur im direkten Kontakt schrieb, auch in dem jeweiligem Medium öffentlich machen dürfe, diese Hoffnung habe ich aber mittlerweile aufgegeben. Zum Glück gibt es aber die Möglichkeit, so etwas in eigener Regie zu tun und das auch noch, ohne dass man bei einem Verlag betteln muss.
Nun wird mir also auch der öffentliche Bericht über das, was stattgefunden hat, größtenteils nicht erlaubt. Das halte ich nicht für akzeptabel, wenngleich wahrscheinlich für rechtens.

Ich werde daher wie folgt vorgehen: Ich werde Namen nur dann nennen, wenn ich direkt auf einen öffentlichen Artikel reagiert habe. Wenn ich hingegen auf eine Mail antworte, die an mich persönlich gerichtet war, werde ich den Namen des Absenders nicht nennen und auch das schwärzen, was der- oder diejenige geschrieben hat.
Manchmal muss ich auch in meinen Mails kurze Worte oder Passagen verändern oder schwärzen, um die jeweilige Mail-Partnerin zu schützen. Die zweite Veränderung besteht in der Korrektur von Rechtschreibfehlern. Inhaltlich werden hingegen selbstverständlich keine Veränderungen vorgenommen. Wenn Dritte beteiligt sind und/oder wenn es unumgänglich wäre, wörtliche Zitate aus den von mir empfangenen E-Mails zu verwenden, werde ich darauf verzichten, diesen Teil das Mailwechsels zu erwähnen (diese Auslassungen werde ich aber kennzeichnen). Nicht verzichten werde ich jedoch gelegentlich auf grobe inhaltliche Angaben der von mir empfangenen Mails. Ich denke, dass damit die Persönlichkeits-

rechte meiner Mail-Partner und -Partnerinnen ausreichend gewahrt sind und dass ich auch ausreichend dafür gesorgt habe, dass nicht erkennbar ist, um wen es sich handelt. Wenn ich den E-Mail-Kontakt zu einer Person abdrucke, so ist dieser vollständig (es sei denn, ich gebe im Text anderes an).

Es wäre für den Leser einfacher, wenn ich auch die ursprünglichen Artikel vollständig abdrucken dürfte. Das ist aber vom Urheberschutzrecht her nicht erlaubt. Einzelne Zitate sind jedoch (mit den oben gemachten Einschränkungen) zu finden. Und die ganzen Artikel sind auch auf Grund meiner Angaben auffindbar. Ich rate dem Leser, vor der Lektüre meiner Einwürfe die entsprechenden Artikel zu lesen. Der Stand der zitierten Weblinks ist der 24.3.2017.

Es tut mir Leid für die Leser, dass eine offene Diskussion durch die Autoren und Autorinnen der zitierten Artikel auf diese Weise verhindert wird. Insofern ist das, was ich hier schreibe, verstümmelt. Aber die einzige Alternative wäre zu schweigen.

Natürlich bieten diese Online-Medien an, dass man sich in der "community" äußern kann - in begrenztem Umfang selbstverständlich. An dieser Diskussion beteiligen sich die ursprünglichen Autoren allerdings in der Regel nicht mehr (was ihnen übrigens nicht zu verdenken ist).

Eine Zeitlang habe ich daran gedacht, bewusst das Recht zu brechen und alle Texte und Namen zu veröffentlichen. Ich denke, dass dadurch keine Persönlichkeitsrechte verletzt würden, weil es auch seitens meiner Mail-Partner in keinem Fall um Persönliches ging. Das Problem ist, dass ich keine Vorstellung habe, was mich das kosten würde, denn einen entsprechenden Prozess würde ich höchstwahrscheinlich verlieren.

Es wird im Text mehrfach die Rede davon sein, dass ich auf meine erste Mail, die ich zu einem veröffentlichten Artikel schrieb, keine Antwort erhielt. Dafür muss nicht der Verfasser des betreffenden Artikels verantwortlich sein, da es mir nicht möglich war, in jedem Falle die E-Mail-Adresse dieses Verfassers zu ermitteln und daher "mit der Bitte um Weitergabe an..." an das betreffende Medium geschrieben habe.

Der Text des Mailaustausches ist immer vin links eingerückt.

Aber jetzt zu einem anderen und, wie ich meine, interessanteren Thema:

Es gibt eine gewisse (wenn auch begrenzte) Entwicklung der Kritik an Homöopathie, die ich zunächst kurz darstellen möchte:

1) Lange Zeit wurde behauptet, dass es keine Studien gebe, die eine Wirksamkeit von Homöopathie nahelegen. Diese Behauptung kann man heute wirklich nicht mehr ernsthaft vertreten. Wer sie dennoch aufrecht erhält (was durchaus immer wieder vorkommt und öffentlich gemacht wird), kann nur als unwissend oder als Lügner bezeichnet werden, denn es gibt diese Studien durchaus (bei den Metastudien ist die Situation ähnlich).

Heute gibt es neue Entwicklungen hinsichtlich des Umgangs mit den Studienergebnissen seitens der Homöopathie-Gegner:
Oft wird gesagt, Studien, die nicht im Doppelblinddesign ausgeführt werden, seien wertlos. Hierzu ist zu bemerken, dass das Doppelblinddesign wohl die Qualität einer Studie erhöhen kann, aber dass damit der Wert anderer Studien nicht Null wird. Allerdings gibt es durchaus Doppelblindstudien zur Homöopoathie mit positivem Ausgang (mehr, als zufällig zu erwarten wären).
Für Homöopathie-Gegner gibt es verschiedene Möglichkeiten, damit umzugehen: Erstens Ignoranz und Aufrechterhaltung der Aussage, es gebe keine solche Studien (das bedeutet wiederum Unwissenheit oder Lüge), zweitens die Schubladentheorie, die besagt, dass diesen paar positiven Studien eine viel größere Zahl von negativen gegenübersteht, die aber nie veröffentlicht wurden, drittens die Betrugsbehauptung, die allerdings selten ausgesprochen wird und viertens schließlich der Hauptweg: zuzugeben, dass diese Studien zwar existieren, aber zu behaupten, dass sie nichts wert sind. Zumeist werden dabei die Bewertungskriterien nicht genannt (womöglich sind sie eher willkürlich).

2) Jenseits dieser Wirksamkeitsstudien wird nach wie vor häufig das Argument gebraucht, dass Homöopathie ja nicht wirken könne, weil in den Arzneien kein Wirkstoff sei. Dieses Argument wird seit Urzeiten der Homöopathiekritik verwandt, es ist ernst zu nehmen und es gibt wenig, was man ihm entgegen stellen kann. Ganz persönlich: Die endlose Wiederholung dieses Arguments macht es irgendwie langweilig, zumal die Beispielrechnungen auch noch zumeist falsch sind.

3) In letzter Zeit gibt es eine merkwürdige Entwicklung: Es wird wiederholt behauptet, dass homöopathische Arzneimittel doch eine Wirkung haben könnten, diese sei aber schädigend. Das hat viel (aber nicht nur) mit der kürzlich durch die Presse gegangenen Behauptung zu tun, es seien mehrere Kinder durch die Anwendung eines homöopathischen Arzneimittels verstorben. Die Untersuchungen hierzu sind meines Wissens noch nicht abgeschlossen. Aber die in letzter Zeit mehrfach gelesene Behaup-

tung, homöopathische Mittel hätten generell entweder keine oder eine schädliche Wirkung, ist absurd.

4) Ein weiteres Argument gegen die Homöopathie, welches in letzter Zeit immer häufiger gebraucht wird, ist, dass Homöopathie Geld kostet, sowohl indem die Globuli zu bezahlen sind (die Einzeldosis liegt in der Regel im ein- bis unterem zweistelligen Cent-Bereich, wobei noch zu erwähnen ist, dass mit Homöopathie in der Regel keine Dauertherapie ausgeführt wird) als auch dadurch, dass der verordnende homöopathische Arzt für seine Leistung Anrecht auf ein Honorar hat (das sich übrigens von vergleichbaren Leistungen kaum unterscheidet).
Es steht die Forderung im Raum, dass, da die Homöopathie Geld kostet (wahrscheinlich höchstens ein Promille der Gesamtausgaben im Gesundheitswesen), die Homöopathie als Kassenleistung zu streichen sei.

5) Ein weiteres gern gebrauchtes Argument gegen Homöopathie ist, dass durch die Anwendung von Homöopathie andere, wirksamere Methoden verhindert würden. Hierzu ist nur zu sagen, dass das vorkommt, wie auch in anderen Fällen, wo man die eine gegen die andere Methode abwägen muss. Für einen Arzt ist es eine wichtige Aufgabe abzuwägen, was wann indiziert ist. Manchmal gibt es dabei Fehler. Leider.

6) Es gibt bei der Kritik eine gewisse unkritische Durchmischung zwischen Heilpraktikern, Ärzten, Homöopathie, Naturheilverfahren, die nicht mehr nachzuvollziehen ist.
Sie bewegt sich manchmal auf dem Niveau von Pseudo-Syllogismen[2]:

Pseudo-Syllogismus 1:
Prämisse 1: Heilpraktiker machen Homöopathie.
Prämisse 2: Heilpraktiker haben Menschen mit 3-Bromopyruvat umgebracht.
Konklusion 1: Heilpraktiker sind doof.
Konklusion 2: Homöopathie ist doof.

---

[2] Es gibt auch Pseudo-Syllogismen, die ein Stück Wahrheit enthalten, und sei es "nur" eine poetische Wahrheit bzw. die Wahrheit, die in der Schönheit liegt. Hierzu gehört vielleicht der "Bateson-Syllogismus":
P1: Menschen sterben.
P2: Gras stirbt.
Konklusion: Menschen sind Gras.

Pseudo-Syllogismus 2:

P1: Heilpraktiker machen Homöopathie.
P2: Ärzte machen Homöopathie.
P3: Heilpraktiker sind doof.
P4: Homöopathie ist doof.

Konklusion: Ärzte, die Homöopathie betreiben, sind doof.

Es gibt noch ähnliche Konklusionen. Keine davon ist logisch korrekt. Vielmehr zeugen sie von Unkenntnis. Manche halte ich auch für übelwollend.

7) Merkwürdigerweise erschöpft sich die in letzter Zeit zu lesende Kritik an der Homöopathie mit diesen Argumenten. Der Verf. hätte da noch ein paar Ideen, wie man die Kritik noch ziemlich ausweiten könnte. Er würde innerhalb von ein paar Stunden einen Kontra-Homöopathie-Artikel schreiben können, der wesentlich fundierter wäre als all das, was er in den letzten Monaten gelesen hat. Aber er hätte auch ein paar Argumente zu Gunsten der Homöopathie im Ärmel.

Ich möchte bemerken, dass es selbstverständlich jedem unbenommen ist, auf eine E-Mail zu antworten oder eben auch nicht zu antworten. Die Gesamtheit der hier versammelten Beispiele lässt mich jedoch vermuten, dass es ein ungeschriebenes Medien-Gesetz (gemeint sind die hier betrachteten, als seriös geltenden Medien) gibt: Entweder man redet gar nicht mit Homöopathen oder man hört damit auf, wenn man merkt, dass diese nicht blöd sind und argumentieren können. Aber vielleicht ist das auch nur meine persönliche Paranoia.

Zwei letzte Bemerkungen noch:
Da es sich hier um einen Erfahrungsbericht und nicht um eine wissenschaftliche Arbeit handelt, verzichte ich weitgehend auf Literaturangaben, außer selbstverständlich von jenen, die ich bespreche.
Der Preis dieses Büchleins ist so gestaltet, dass meine Autorenmarge bei der Papierausgabe einen Cent pro verkauftes Exemplar beträgt und bei der E-book-Ausgabe unter einem Euro liegt (technisch war in diesem Fall weniger nicht zu erreichen).
Ich hoffe, die Leserin verzeiht mir angesichts des recht niedrigen Preises, dass es durch die unterschiedliche Korrespondenz zu ähnlichen Themen eine gewisse Redundanz gibt.

Bericht über einige Mail-Kontakte mit Vertretern von als seriös geltenden Medien

1. Mailwechsel mit Thorsten Schmitz

Ich stelle diesen Mailwechsel deshalb an erste Stelle, weil Herr Schmitz als einziger mir die Erlaubnis gegeben hat, diesen Austausch zu veröffentlichen. Dafür danke ich herzlich und dafür gehört Herrn Schmitz mein Respekt! Diese Offenheit ändert etwas in mir (und wahrscheinlich tut sie auch Herrn Schmitz gut).

Herr Schmitz hat in der Online-Ausgabe der Süddeutschen Zeitung vom 16.1.2017 einen Artikel veröffentlicht, in dem es um die ehemalige homöopathische Ärztin und Buchautorin Natalie Grams geht:

http://www.sueddeutsche.de/gesundheit/homoeopathie-die-globulisierungsgegnerin-1.3335446?reduced=true

D.E. an Thorsten Schmitz (17.1.2017):

> Sehr geehrter Herr Schmitz,
>
> Nun ist endlich auch in der SZ ein Artikel über Frau Grams und ihr Buch erschienen, nach Focus, Spiegel, Welt, Zeit, Stern und wer weiß, wo noch.
> Leider verfolgen Sie da wieder ein Schema, das ich als problematisch erachte. Frau Grams macht in ihrer medizinischen Auffassung eine Kehrtwende und wird deshalb angefeindet und mit dem Tode bedroht. Diese Beispiele bedeuten dann wohl: Homöopathen sind böse, Frau Grams ist gut. Nebenher kann sich die SZ auch noch als Beschützer der Guten gerieren. Bitte entschuldigen Sie die akzentuierte Formulierung, ich mache jetzt gleich sachlich weiter:
>
> Ich kenne etliche Homöopathen (bin selbst einer). Keiner von ihnen hat sich in irgendeiner Weise abfällig über Frau Grams geäußert.
> Ich selbst habe eine Zeitlang mit Frau Grams Korrespondenz gepflegt, die aber eingeschlafen ist, weil es wohl doch unüberbrückbare Differenzen gab. Ich möchte aber betonen, dass aus meiner Sicht der Schritt, eine Methode zu verlassen, weil man nicht mehr von ihr überzeugt ist, als höchst ehrenwert zu bezeichnen ist, zumal er laut Darstellung mit dem Entzug der wirtschaftlichen Grundlage für Frau Grams

verbunden war. Wenn das alles so stimmt, wie von Ihnen dargestellt, dann kann ich zu Frau Grams nur sagen "Chapeau!"

Inhaltlich gibt es freilich große Differenzen zu ihrem Buch, aber die will ich Ihnen gegenüber nicht ausbreiten. Im Zentrum steht dabei die Behauptung, es gebe keine Studien, die die Wirkung von Homöopathie belegen. Diese Behauptung wird nicht wahrer, indem man sie ständig wiederholt. Sie ist schlicht und ergreifend falsch.

Aber all das ist nicht der Grund, warum ich an Sie schreibe.
Sondern ich habe eine Frage: Frau Grams hat ein Buch geschrieben, das sich gegen Homöopathie richtet. Das ist ok. Es ist auch in Ordnung, dass Sie darüber berichten (auch wenn die Art und Weise aus meiner Sicht manchmal nicht ganz ok ist).
Meine Frage ist, warum Sie in Bezug auf Homöopathie derart einseitig berichten, warum Sie die Gegenseite (bis auf ein paar Leserbriefe) überhaupt nicht zu Wort kommen lassen.
Die Frage ist, ob Sie (womit ich nicht nur Sie persönlich meine) daran interessiert sind, kritisches Denken und Diskussionen zu fördern, was zur Annäherung an die Wahrheit führen kann, oder ob Sie Ihre Leser an der Hand nehmen, aufklären und betreuen möchten. Im ersteren Falle wäre es angezeigt, auch andere Meinungen zu Wort kommen zu lassen. Der zweite Fall würde bedeuten, dass Sie sich im Besitz der Wahrheit wähnen oder dass Sie (auch) andere Motive haben.
Ich würde mich über eine Antwort sehr freuen.

Mit herzlichen Grüßen,

Dieter Elendt

(der Ihnen – der SZ – im Juni ein Buch (in physischer Form) schickte, in dem das gleiche Thema wie in dem von Frau Grams behandelt wird, der aber nicht einmal eine Eingangsbestätigung bekam – und nein, es ist nicht Neid auf Frau Grams, sondern eher das Gegenteil...)

Thorsten Schmitz an D.E. (18.1.2017):

Sehr geehrter Herr Elendt,
zunächst einmal möchte ich mich bedanken bei Ihnen für Ihre lange und ausführliche Mail. Das sollen unsere Geschichten ja: Einen Dialog anregen, miteinander ins Gespräch kommen.

In Ihrer Mail schreiben Sie, dass Sie den Hut ziehen vor Frau Grams, weil sie für ihre Überzeugung Nachteile in Kauf nimmt. Das war genau der Anlass für mich, Frau Grams zu treffen, sie zu begleiten, mit ihr zu sprechen. Für meine Geschichte habe ich auch versucht, mit Heidelberger Homöopathen in Kontakt zu treten, die aber mich wissen ließen, dass sie kein Interesse an einem Interview hätten. Das hätte ich vielleicht noch in meinen Artikel in einem Satz erwähnen müssen. So habe ich mich bemüht, offizielle Stellungnahmen von Homöopathie-Verbänden einzuholen, die ich ja dann auch zitiere.

Haben Sie das Buch von Frau Grams gelesen? Ich kann es Ihnen nur empfehlen, denn Sie verurteilt darin die Homöopathie nicht völlig, sondern die Therapierung durch Globuli-Kügelchen. Sie hebt vielmehr an vielen Stellen hervor, wie hervorragend die in der Homöopathie praktizierte Anamnese sei, dass der Homöopath sich Zeit nimmt für das Gespräch mit seinen Patienten.

Was mein Verhältnis zur Homöopathie betrifft: Ich würde mich hüten davor, Menschen zu be- oder zu verurteilen, die Globuli einnehmen. Ich finde, das soll jeder für sich entscheiden. Ein weiterer Grund für mein Portrait über Frau Grams war auch, zu zeigen, wie intolerant Menschen sein können – gerade in diesen Zeiten ist das ja ein großes Thema.

Mit freundlichen Grüßen

Thorsten Schmitz

D.E. an Thorsten Schmitz (18.1.2017):

Sehr geehrter Herr Schmitz,

Herzlichen Dank für Ihre prompte Antwort und für den Ton, in dem sie gehalten ist.
Um Ihre Frage zu beantworten: Selbstverständlich habe ich das Buch von Frau Grams gelesen, sonst würde ich ebenso selbstverständlich mir nicht anmaßen, auch nur ein einziges Wort darüber zu sagen (ob sie unser Buch zum gleichen Thema gelesen hat, wage ich zu bezweifeln).
Inhaltlich gibt es natürlich große Differenzen. Das Konstrukt von Frau Grams, dass Homöopathie ok ist, nur die Kügelchen nicht, fand ich so

witzig wie absurd. Homöopathie ohne homöopathische Arzneimittel ist natürlich keine Homöopathie mehr. Was natürlich richtig ist: Ja, das ausführliche Gespräch hat wahrscheinlich zumeist einen positiven Effekt.

Und ja, es ist möglich, dass der Effekt der Homöopathie vor allem darauf beruht. Ok, ich bin nicht dieser Meinung, wenn ich mir die Studienlage der RCTs und der Metastudien ansehe, aber nehmen wir es versuchsweise einmal an. Stellen wir uns vor, wir würden das homöopathische Arzneimittel herausnehmen und sonst alles genauso machen und schließlich statt dem Arzneimittel Placebo geben. Nichts würde mehr funktionieren. Die Anamnese hätte ihren Sinn verloren, der ja darin besteht, Informationen zu bekommen, mit deren Hilfe es gelingt, das richtige Arzneimittel zu wählen. Man könnte genauso gut eine Stunde über das Wetter reden oder das, was der Patient sagt, einfach vorbeirauschen lassen.

Oder man könnte das Gespräch als eine Art Psychotherapie begreifen. Ich bin (war, da ich nicht mehr praktiziere) selbst Psychotherapeut. Mir ist es in der Psychotherapie vielleicht zwei- oder dreimal gelungen, mit einer Stunde Gespräch wesentliche Änderungen zu bewirken. Da ist die Erfolgsquote der Homöopathie größer. Man könnte an dieser Stelle weiter spekulieren, aber ich will Sie nicht übermäßig belasten.

Das zweite, was mich an Frau Grams' Buch stört, ist die Behauptung, es gebe keine für die Homöopathie positiven Studien. Da muss man sagen, dass das so nicht stimmt. Richtig wäre wohl zu sagen, dass die Studienlage nicht eindeutig ist.

Aber der eigentliche Grund, warum ich Ihnen schrieb, ist ein anderer (und darüber haben Sie in Ihrer Mail nichts geschrieben): Wieso ist es so, dass die Gegner der Homöopathie (zu denen ich Frau Grams zähle, weil ihr Konstrukt „Homöopathie ohne Kügelchen ist ok" keinen Bestand haben kann) extrem größeren Raum bekommen als ihre Praktiker oder Befürworter? Sie schreiben, dass es Ihnen wichtig ist, einen Dialog anzuregen. Ok, wir zwei sind jetzt in einem Austausch. Aber im Ernst ist der ziemlich bedeutungslos. Praktisch sieht es so aus, dass nahezu alle Artikel in den großen und als seriös geltenden Medien gegen Homöopathie eingestellt sind und die Homöopathen sich in ihren eigenen Medien äußern. Insofern finde ich es äußerst bedauerlich, dass Sie in Heidelberg keinen Homöopathen gefunden haben, der mit Ihnen reden wollte. Man lebt und redet aneinander vorbei. Das müsste aber nicht sein...

Ja, Sie beklagen Intoleranz. Da gehe ich vollkommen mit. Nur kommt diese von beiden Seiten!

Ich würde mich sehr freuen, wenn wir in Kontakt bleiben könnten. Und Oh! Es wäre noch so viel mehr zu sagen!

Mit herzlichen Grüßen,

Dieter Elendt

Keine Antwort

D.E. an Thorsten Schmitz (26.1.2017):

Sehr geehrter Herr Schmitz,

Sehen Sie, das ist es, was ich meine: Sie sagen, dass Sie einen Dialog anregen wollen. Aber Sie führen ihn nicht. Sie haben einmal geantwortet, sind dabei aber auf meine hauptsächliche Frage nicht eingegangen. Es werden in der SZ wie in allen anderen Medien, die ich eigentlich als seriös ansehe, zu dem in Frage stehenden Thema nahezu ausschließlich Artikel veröffentlicht, die gegen die Homöopathie gerichtet sind. Einen Dialog führen kann ich wohl mit meinen Freunden, auch im Privaten mit Leuten, die der Homöopathie kritisch gegenüberstehen (was ich natürlich auch tue). Ein gesellschaftlicher Dialog würde aber bedeuten, dass in diesen führenden Medien beide Seiten zu Wort kommen. Und das findet nicht statt. Sie sind nicht der Erste, mit dem ich einen solchen Versuch gestartet habe. Es läuft immer gleich. Es gibt keinen wirklichen Dialog.
Ich möchte Ihnen hier John Stuart Mill („Über die Freiheit") zitieren:

Und da es nur wenige Geisteseigenschaften gibt, die seltener sind als diejenige richterliche Fähigkeit, die ein einsichtsvolles Urteil fällen kann, zwischen zwei Seiten einer Frage, wovon nur der Anwalt der einen gegenwärtig ist, so hat die Wahrheit nur dann Aussicht auf Erfolg, wenn jede Seite, jede Meinung, die irgendein Bruchteil der Wahrheit verkörpert, nicht nur Anwälte findet, sondern auch solche findet, die angehört werden.

Wie schon gesagt: Es würde mich freuen, wenn wir in Kontakt bleiben könnten.

Mit herzlichen Grüßen, Dieter Elendt

Keine Antwort von Thorsten Schmitz

Am 9. März frage ich an, ob ich diesen Dialog veröffentlichen dürfe, am 10.3. erhielt ich dazu die Erlaubnis.

Kommentar:

Ich beobachte immer wieder, das von seiten der großen Medien ein breiter Dialog gefordert wird, dass dieser dann aber nicht stattfindet. Ich bin hier davon ausgegangen, dass derjenige, der nach 8 Tagen nicht auf eine E-Mail antwortet, das voraussichtlich auch in der Zukunft nicht tun wird. Das hat sich ja dann auch bewahrheitet.

Zwischenstück: Zur Meinungsfreiheit

Es gibt verschiedene Stufen von Meinungsfreiheit.

Die erste und niedrigste Stufe ist die Freiheit der Meinung als solche. Diese konnte noch nie wirklich angetastet werden. Was jemand denkt und fühlt, ist nämlich relativ unzugänglich, auch wenn die Inquisition und verschiedene totalitäre Systeme versucht haben, einen Zugang hierzu zu finden.
Die zweite Stufe ist das bürgerliche Recht, auch zu sagen, was man meint – im Privaten wie im öffentlichen Raum. Das ist in unserer Gesellschaft weitgehend verwirklicht – mit wenigen Ausnahmen.
Die dritte Stufe wäre, dass es womöglich auch das Recht geben könnte, gehört zu werden. Das ist problematisch, denn es würde bedeuten, dass man andere Menschen zum Hören zwingen müsste, was als Eingriff in die Freiheit anderer inakzeptabel ist.
Damit verbunden ist, dass man oftmals Hilfe braucht, um gehört zu werden.
Das wäre dann die vierte Stufe: Es sollte Anwälte geben, die dafür sorgen, dass Meinungen auch gehört werden. Das ist es, was John Stuart Mill in dem Zitat, was ich Herrn Schmitz schrieb, meinte. Allerdings macht er eine Einschränkung: Die Annahme, dass eine Meinung das Recht auf einen Anwalt hat, der dafür sorgt, dass sie auch gehört werden kann, hat eine Bedingung: dass sie einen Bruchteil der Wahrheit enthält.
Das begründet ein Dilemma: Einerseits ist auch nach Mill die Bedingung dafür, dass jener Anwalt dafür sorgt, dass man gehört wird, die Existenz eines Bruchteils der Wahrheit in der Auffassung, um die es geht. Anderer-

seits kann, wenn man sich an Mill und seinen wissenschaftstheoretischen Nachfolgern orientiert, die Wahrheit nur durch den öffentlichen Widerstreit verschiedener Meinungen gefunden werden.
Das bedeutet, dass der Anwalt gleichzeitig Richter sein muss, Richter darüber, ob eine bestimmte Anschauung einen Bruchteil der Wahrheit enthält. Und eben das ist eigentlich nicht möglich. Man kann natürlich die Richterfunktion, da sie einem Anwalt nicht gut ansteht, auslagern. Dann hätten wir die Experten, die entscheiden, ob eine Meinung einen Bruchteil der Wahrheit enthält. Aber Experten sind nicht immer neutral. Der Anwalt kann, wenn er das weiß, doch lieber selbst entscheiden.
Mir scheint, dass es das ist, was uns (jedenfalls in Bezug auf die Homöopathie) gegenwärtig geschieht. Die Anwälte (die Journalisten) schlagen sich auf eine Seite und meinen, dass die andere keinen Bruchteil der Wahrheit enthält und daher nicht oder nur marginal gehört werden muss. Eben das können sie aber eigentlich nicht selbst entscheiden.

Ich sehe nur eine Lösung für das Dilemma: Dass man die Vorentscheidung, ob eine Meinung einen Bruchteil der Wahrheit enthält, ausfallen lässt und zunächst alle Meinungen zulässt. Der bereits zitierte Mill hat das an anderer Stelle sehr deutlich gesagt:

Seltsam ist, daß man zwar die Triftigkeit der Gründe für Meinungsfreiheit anerkennt, sich aber dagegen verwahrt, daß sie "auf die Spitze getrieben wird". Man begreift dabei nicht, daß die Gründe nur dann überhaupt und ohne Einschränkung zutreffen, wenn sie auf den äußersten Fall anwendbar sind.
John Stuart Mill: "Über die Freiheit"

Auch Journalisten dürfen selbstverständlich eine Meinung haben. Ich meine aber, dass es ihre Pflicht ist, über ihre eigene Meinung hinaus das freie und öffentliche Spiel der Auffassungen zuzulassen und zu fördern. In Bezug auf die Homöopathie findet das aber praktisch nicht statt.
Herr Schmitz hat es zumindest versucht, indem er Homöopathen um eine Stellungnahme gebeten hat. Dass das erfolglos war, ist schade. Man kann von beiden Seiten aus etwas zur Verhärtung der Fronten beitragen.

Ende des Zwischenstücks

2. Mailwechsel mit einem Mitarbeiter / einer Mitarbeiterin der "ZEIT"

Die "ZEIT" hat in ihrem Online-Auftritt eine bemerkenswerte Initiative gestartet, die den Namen "Glashaus" trägt. Es geht darum, dass die Kriterien, nach denen entscheiden wird, welche Informationen und Meinungen publiziert werden und welche nicht, durchsichtig und verstehbar gemacht werden sollen.
Die Ankündigung des Blogs ist am 6.12.2016 erschienen unter dem Namen Jochen Wegner und unter dem Titel "Willkommen im Glashaus" und wurde seither in mehreren Beiträgen fortgesetzt.

http://blog.zeit.de/glashaus/2016/12/06/transparenz-blog-glashaus-selbstreflexion-journalismus-kritik/

D.E. an AAA (9.12.2016):

> Sehr geehrte(r) AAA
> Sehr geehrte Damen und Herren,

Ich möchte Ihnen danken, dass Sie mit Ihrem neuen Blog beabsichtigen, redaktionelle Entscheidungen Ihren Lesern zu erläutern. Ich halte das für einen sehr wichtigen Schritt gegen jene (ich gehöre natürlich nicht zu ihnen), die von "Lügenpresse" reden. Und ich halte es auch für sehr wichtig, dass Leser Sie auf das Entstehen von Einseitigkeiten und vorgefassten Meinungen aufmerksam machen können. Vielleicht kann dieser Blog auch dafür dienen, dass Sie sich manchmal korrigieren bzw. auch mehr als schon bisher andere Auffassungen zu Wort kommen lassen. Woraus sich dann wieder die Frage ergibt "Welche?" "Alle etwa?" Auf letzteres kann die Antwort sicher nicht Ja sein. Das weiß ich.

Ich kann nur von dem schreiben, wovon ich etwas verstehe. Das ist Homöopathie (bitte rollen Sie jetzt nicht mit den Augen und lesen Sie bitte weiter). Es ist so, dass Ihre Berichterstattung über Homöopathie und ihr Umfeld einseitig ist. In den letzten 5 Jahren habe ich einen einzigen Artikel gefunden, der freundlich zur Homöopathie war (und der war innerhalb einer Pro-Contra-Auseinandersetzung). Da verfolgen Sie den gleichen Weg wie alle der seriösen (nun ja, als seriös gedachten) Medien. Ich spreche von den Online-Auftritten von Spiegel, FAZ, SZ und der ZEIT - also nur von jenen, die ich täglich lese.

Es ist auch bei Ihnen in den letzten Jahren kein Homöopath zu Wort gekommen, sondern ausschließlich Homöopathie-Kritiker.
Ich frage Sie, wie das zustande kommt.
Es könnte sein, dass es wirklich so ist, dass Homöopathie nichts taugt, dass die Unwirksamkeit bewiesen ist usw. Die Frage ist, warum man dann noch darüber berichten sollte. Oder es könnte sein, dass die Frage der Homöopathie eben nicht entschieden ist. Dann sollte man aber nicht derart einseitig berichten.
Ich weiß, dass es Denkmodi gibt, die sich historisch durchsetzen und die gewissermaßen versklaven, indem man, wenn man anders denkt, aus dem Denkkollektiv ausgeschlossen wird. Alternativen sind oft nur in Nischen möglich. Ludwig Fleck war meines Wissens der erste Wissenschaftstheoretiker, der über dieses Phänomen berichtete. Ihm folgten viele, aber das Phänomen gibt es immer noch. Wird man sich dessen bewusst, kann man aber vielleicht etwas ändern.
Hinzu kommt noch, dass etliche Aussagen, die Sie (bzw. die betreffenden Verfasser) in Hinsicht auf die Homöopathie getroffen haben, schlicht falsch sind (und damit meine ich nicht unterschiedliche Überzeugungen, sondern objektivierbare Fehler).

Die zweite Tope, die ich ansprechen möchte, ist die Frage des Umgangs mit Ihren Lesern. Gut, es ist mir schon klar, dass Sie nicht alle Briefe und Mails, die Sie erhalten lesen und beantworten können. Meine Frage ist: Wie wählen Sie aus, was Sie lesen und was davon Sie auch beantworten? Gibt es da Regeln? Wenn ja, welche sind das? Oder ist es eine rein subjektive Entscheidung? Natürlich wird es eine Mischung von beidem sein. Aber wie stark darf das eine und das andere sein?
Ich schickte Ihnen [gemeint ist: Der ZEIT] vor einiger Zeit ein kleines von mir herausgegebenes Buch, das sich kritisch mit der Homöopathie und kritisch mit ihren Kritikern auseinandersetzt. Ich erhielt nicht einmal eine Eingangsbestätigung (wie übrigens auch von den anderen erwähnten seriösen Medien nicht). Das halte ich nicht für gut.
Verstehen Sie bitte: Jemandem, der etwas zu sagen hat, kann es nicht gut damit gehen, wenn es absolut keine Tür gibt, durch die er gehen kann, um auch gehört zu werden.
Ich habe etwas zu sagen und das ist auch durchaus fundiert (ich bin Facharzt für Immunologie und habe jahrelang in einem wissenschaftlichen Labor gearbeitet, ich bin Arzt, Homöopath und Psychotherapeut und in der Lehre tätig). Aber niemand von diesen großen seriösen Medien will es hören (bzw. weitergeben). Das ist jetzt kein Selbstmit-

leid, sondern es geht um die Sache. Und es geht um eine offene Gesellschaft und eine offene Diskussion. Und um die Bemühung, nicht voreingenommen zu sein.

Auf Ihre Antwort harrend,

Mit herzlichen Grüßen,

Dieter Elendt

P.S.: In diesem Zusammenhang möchte ich den heute online erschienenen Artikel von Petra Bahr erwähnen. Er gefällt mir sehr gut.

Ergänzung vom 10.12.2016, D.E. an AAA:

Sehr geehrte(r) AAA,

Sehr geehrte Damen und Herren,

Ich möchte aus aktuellem Anlass meine Mail von gestern ergänzen, um Ihnen zu illustrieren, was ich meine:
Da erschien heute in Ihrem Online-Auftritt ein Artikel gegen Homöopathie von einem Kabarettisten namens Vince Ebert. Die Witzigkeit hielt sich in engen Grenzen, vielmehr war der Artikel durchaus ernst gemeint. Ein Kabarettist, der ganz offenbar von Homöopathie wie Naturwissenschaft nur recht begrenzte Ahnung hat (was man an den Fehlern sieht, die er macht - objektive Fehler), tritt auf "Zeit.de" (übernommen offenbar von "Spektrum.de") auf, um den Lesern zu erklären, warum Homöopathie nicht funktionieren kann - auf eine ziemlich oberflächliche Art.
Ein Homöopath ist bei Ihnen, wenn mir nichts entgangen ist, seit Jahren nicht mehr zu Wort gekommen (wenn man einmal von Frau Grams absieht, die ja mittlerweile nicht mehr als Homöopathin arbeitet). Warum ist das so? Warum ist die laienhafte Meinung eines Kabarettisten abdruckenswert, solange sie gegen Homöopathie gerichtet ist, aber die von Leuten, die sich sowohl mit dem homöopathischen als auch dem naturwissenschaftlichen und medizinischen, womöglich auch noch dem psychologischen Standpunkt auskennen, nicht? Weil das auch mal pro Homöopathie sein könnte? Weil es nicht in die vorherrschende Mode passt?

Soviel nur zur Ergänzung...

Mit herzlichen Grüßen,

Dieter Elendt

AAA an Dieter Elendt (12.12.2016):

Sehr geehrter Herr Elendt,

Mit freundlichen Grüßen,

Dieter Elendt an AAA (12. 12. 2016):

Liebe(r) AAA,

Konstruktiv soll es auf alle Fälle sein, alles andere ist Blödsinn. Wenn Sie irgendwann planen sollten, diese Einseitigkeit zu korrigieren: Ich bin da und ich kann das. Hab schon genug dazu geschrieben und erzählt.

Herzliche Grüße,

Dieter Elendt

Kein weiterer Kontakt

Auf meine kürzliche Frage, ob ich den Inhalt des Mailwechsels veröffentlichen dürfe (9.3.2017), erhielt ich von AAA ebenfalls keine Antwort.

3. Mailwechsel mit einer Mitarbeiterin oder einem Mitarbeiter des "SPIEGEL"s

Diese Person (in der Folge "BBB[3]"genannt) hat mir kürzlich ausdrücklich auf meine diesbezügliche Anfrage hin die Zustimmung zur Veröffentlichung des Mailwechsels verweigert. Ich finde das sehr schade, da es viel in diesem Mailwechsel gibt, was von öffentlichem Interesse wäre, aber nichts, was von privater Natur gewesen sei.

Ursprünglich kommentierte ich einen Artikel des SPIEGEL vom 6.12.2016:

http://www.spiegel.de/gesundheit/diagnose/homoeopathie-berichterstattung-aus-meiner-sicht-ist-das-pharmawerbung-a-1118120.html.

Es handelte sich bei diesem Artikel um ein Interview, welches von der SPIEGEL-Redakteurin Nina Weber mit der ehemaligen Homöopathin und Buchautorin[4] Natalie Grams geführt wurde. Er trägt den Titel "Aus meiner Sicht ist das Pharmawerbung" und geht von der Behauptung von Frau Grams aus, dass sogenannte "Frauenzeitschriften" illegale Werbung für homöopathische Arzneimittel machen. Es werden aber auch noch andere Themen in Zusammenhang mit der Homöopathie berührt.
Ich richtete meine Mail zunächst an die nicht persönliche Adresse des SPIEGEL: spiegel_online@spiegel.de:

D.E. an SPIEGEL (6.12.2016):

Sehr geehrte Damen und Herren,

In der Anlage erhalten Sie einen Kommentar zu dem Online-Artikel [siehe oben].

Dieser ist von mir aus durchaus zur Veröffentlichung bestimmt. Ich erwarte zwar nicht, dass er tatsächlich zur Veröffentlichung kommt,

---

[3] Um Verwechslungen vorzubeugen: "BBB" heißt in diesem Zusammenhang nicht "Bastian Balthasar Bux".
[4] Natalie Grams: Homöopathie neu gedacht Mai 2016: Was Patienten wirklich hilft. Ich verzichte an dieser Stelle auf eine Auseinandersetzung mit diesem Buch, einmal, weil es schon vor zwei Jahren erschienen ist und außerdem, weil es mir hier um die journalistische Darstellung von Homöopathie geht. Frau Grams ist hingegen Fachfrau.

aber es wäre dennoch sehr freundlich, wenn Sie mir eine Antwort zukommen lassen könnten (was ich durch entsprechende Erfahrungen allerdings ebenfalls nicht erwarte). Bitten möchte ich Sie allerdings, den Anhang zu lesen, bevor Sie die ganze Mail in den Papierkorb befördern.

Vor allem möchte Sie bitten, dass Sie, wenn Sie mir überhaupt antworten, nicht schreiben, ich könne ja einen online-Kommentar abgeben. Das wäre dem, was ich in dem angehängten Text schreibe und noch viel mehr dem, was ich eigentlich sagen möchte und wozu ich über einige Kompentenz verfüge, nicht wirklich angemessen.

Mit freundlichen Grüßen,

Dr. med. Dieter Elendt

Dieser Mail war von mir folgender Text als Anhang beigefügt:

Lange schon war zu warten auf den neuen Artikel des SPIEGELs über (gegen) Homöopathie. Diesmal ist es ein Interview mit Natalie Grams.

Ich lese da, dass in den entsprechenden Artikeln der "Frauenzeitschriften" Homöopathie durchweg positiv dargestellt wird. Das mag stimmen. Im SPIEGEL hingegen wird die Homöopathie durchweg negativ dargestellt. Heißt das dann, dass der SPIEGEL eine Männerzeitschrift ist?

Frauenzeitschriften also sind es, die schuld daran sind, dass diese unsägliche Methode namens Homöopathie derart viele Anhänger hat (deren Anhängerschaft nur auf Verblendung beruhen kann). Frauenzeitschriften, die mit ihren oberflächlichen und manchmal leicht dümmlichen Artikeln und Ratschlägen auf eben jene oberflächliche und leicht dümmliche Zielgruppe gerichtet sind: Frauen.

Liebe SPIEGEL-Redaktion! Meinen Sie das tatsächlich ernst? Wollen Sie wirklich die Oberflächlichkeit und Dümmlichkeit mit der Weiblichkeit in Verbindung bringen? Damit, dass Frauen mehr dazu tendieren, gut aufgebauten Artikeln, in denen auch ein Experte zu Wort kommt, und die schön warm und weich sind (so beschreibt es Frau Grams) zu erliegen und ihnen blind zu glauben? Welches Frauenbild ist das? Das aus Hahnemanns Zeiten? Das aus dem Mittelalter (mit dem die Homöopathie ja fälschlicherweise auch gern in Verbindung gebracht wird)? Aber gut, wenn Sie das hier veröffentlichen, werde ich nicht zu "Emma" petzen gehen.

Aber dann doch etwas mehr zum Inhaltlichen:

Da sagt Frau Grams einen bezeichnenden Satz: "Dabei zeigt die überwiegende Anzahl gut gemachter Studien, dass Globuli nicht besser wirken als eine Scheintherapie". Dieser Satz könnte mit seiner Oberflächlichkeit gut und gern auch in einer "Frauenzeitschrift" stehen, wenn diese nur nicht für Homöopathie wären. Dagegen kann er im Spiegel stehen, denn der ist gegen Homöopathie. Aber wie es auch sei, der Satz stimmt so, wie er da steht, nicht. Das ist belegbar.

Was Frau Grams zu dem homöopathischen Arzneimittel "Zappelin" sagt, ist äußerst interessant. An Zappelin stört Frau Grams besonders, dass es ein Mittel für Kinder ist, die nicht selbst über ihre Behandlung entscheiden können. Ach ja. Im Falle von Ritalin können sie das aber? Wohlgemerkt will ich nicht bestreiten, dass es Kinder gibt, denen Ritalin gut tut. Und Zappelin habe ich als Homöopath noch nie gegeben, ich verstehe den Sinn der Zusammensetzung des Präparates auch nicht wirklich, wie es mir bei den meisten homöopathischen Komplexpräparaten geht. Aber das ist nicht wichtig.
Wichtiger ist mir, was Frau Grams dann schreibt:
Entweder hat das Kind tatsächlich ADHS. Dann würde es wahrscheinlich von Ritalin profitieren. Das halte auch ich für richtig (wenngleich ich auch nicht ausschließen würde, dass es auch von einer guten homöopathischen Behandlung profitieren könnte).
Oder das Kind hat kein ADHS und ist einfach nur gestresst und unruhig. Warum sollte man dann Zuckerkügelchen geben – meint Frau Grams.
Zitat Grams: "Stattdessen sollte man sich Gedanken machen, etwas zu ändern. Vielleicht tut es einem unruhigen Kind gut, eine SPORT[5]art zu finden, bei der es seine Energie loswird. Oder man ändert etwas in der Familie."
Mit Verlaub muss ich sagen, dass dieser in seiner Naivität kaum noch zu überbietende Satz durchaus auch in jeder anständigen "Frauenzeitschrift" stehen könnte.

Ja, Frau Grams, Homöopathie ist keine Naturheilkunde. Da erzählen die "Frauenzeitschriften" tatsächlich Blödsinn. Aber sie ist nicht des-

---

[5] [Dass "SPORT" hier in Großbuchstaben geschrieben ist, stammt nicht aus dem hier in Frage stehenden Artikel, sondern von mir. Es gibt dafür einen Grund, der aber an dieser Stelle nicht relevant ist.]

wegen keine Naturkeilkunde, weil in den Kügelchen nichts mehr drin ist. Aber auch das ist wieder Blödsinn, denn die Vorstellung, dass es eine Heilung gegen die Natur geben könnte, ist absurd.
An dieser Stelle muss man auch anmerken, dass man zwei der unter "http://www.spiegel.de/fotostrecke/homoeopathie-so-berichten-frauenzeitschriften-fotostrecke-142432.html" erwähnten Arzneimittel im Sinne von Frau Grams durchaus noch als Naturheilmittel bezeichnen könnte, weil da tatsächlich noch Stoff drin ist.... Aber das führt jetzt wahrscheinlich zu weit.

Dann trifft Frau Grams eine große Aussage, nämlich die, dass "wer heilt hat recht" eben nicht gilt, solange man nicht belegen kann, dass man einem Patienten ursächlich geholfen hat.

Darüber wären noch in paar Sätze zu sagen:
"Wer heilt hat recht" ist in der Tat Blödsinn. Heilen heißt Heilen und nicht unbedingt wissen. Recht haben heißt, eine Aussage zu treffen, die mit der Wirklichkeit übereinstimmt (oder zumindest im Grad dieser Übereinstimmung einer alternativen Aussage überlegen ist). Heilen und Rechthaben sind vollständig unterschiedliche Kategorien. So können etwa auch Homöopathen heilen ohne Recht zu haben, denn ihre Theorie, wie diese Heilung denn zustande kommt, kann ausgemachter Blödsinn sein. Und es kann auch jemand Recht haben, ohne zu heilen.
Und weiter zu dem Zitat: Es wäre tatsächlich schön, wenn wir sagen könnten, wie wir einer Patientin ursächlich geholfen haben. Aber die Aussage, dass wir ihr tatsächlich geholfen haben (oder, um noch etwas zurückzugehen, dass es ihr nach unserer Behandlung besser geht) ist doch auch nicht zu verachten. "Ursächlich" und "tatsächlich" müssen nicht immer Hand in Hand gehen (in Wirklichkeit natürlich doch, aber das können wir nicht immer erkennen).

Auf diese E-Mail erhielt ich eine Antwort, die mir nun auch eine Kontaktaufnahme zu einer konkreten Person (BBB) ermöglichte:

BBB an D.E. (7.12.2016):

Hallo Herr Elendt,

Mit freundlichen Grüßen

D.E. an BBB (7.12.2016):

Sehr geehrte(r) BBB,

herzlichen Dank, dass Sie mir überhaupt geantwortet haben! Das hatte ich nicht erwartet. Obwohl natürlich von vornherein klar war, dass Sie diesen Text nicht veröffentlichen würden, möchte ich doch meine Frage formulieren, was man denn tun kann, um als jemand, der nicht gegen Homöopathie ist, einen Text über Homöopathie bei Ihnen zu veröffentlichen. Da ich sehe, dass nahezu alle Artikel zum Thema „Homöopathie" im SPIEGEL von einer „contra"-Haltung geprägt sind, scheint es mir, als sei das unmöglich. Nachdem ich es mit der sachlichen Variante versucht habe und überhaupt keine Antwort bekommen habe, bin ich immerhin mit dieser akzentuierten Variante einen Schritt weiter, denn ich habe eine Antwort bekommen. Noch akzentuierter würde mir widerstreben und demütig zu bitten liegt mir auch nicht so. Was also könnte ich tun? Kompetenz? Nun ja, 12 Jahre in der wissenschaftlichen Forschung und noch ein paar mehr Jahre als Homöopath dürften das stützen. Ach ja, Psychotherapeut bin ich auch noch. Aber ich vermute, es kommt auch nicht unbedingt so sehr (oder wenigstens nicht allein) auf Kompetenz an.

Bitte geben Sie mir doch einen Rat, was ich tun könnte. Oder sollte ich zu einer „Frauenzeitschrift" gehen? Nein, das habe ich wirklich nicht vor, denn auf dieses Niveau möchte ich mich nicht begeben.

Mit herzlichen Grüßen,
Dieter Elendt
P.S.: Wenn Sie eine gewisse Ironie in den obigen Zeilen bemerken, so kommt das daher, dass Ironie eine Kompensation sein kann für die wirklichen Gefühle. Aber trotz der Ironie meine ich das alles doch in sachlicher Hinsicht wirklich ernst. Und es ist mir auch sehr ernst damit, etwas zu unternehmen, dass Homöopathie nicht immer nur negativ dargestellt wird.

Sind Sie es eigentlich, die Redakteure, die entscheiden, was richtig ist? Sicher, Sie entscheiden, was gedruckt wird, aber nach welchen Kriterien? Ausgewogenheit? Wahrheit gar? Letzteres vermag wohl auch die beste Zeitschrift nicht. Ausgewogenheit wäre ein vernünftiges Ziel. Das würde aber bedeuten, auch einmal andere Stimmen zu Worte kommen zu lassen als immer wieder die gleichen Behauptungen zu wiederholen (ich spreche jetzt nur von diesem Thema, weil ich davon etwas verstehe).

Es würde mich freuen, wenn Sie mir antworten könnten. Vielleicht mit etwas mehr als einem Satz, einer Zeile?

Mit freundlichen Grüßen, Dieter Elendt

D.E. an eine Freundin (7.12.2016):

Halleluja!!!!!
Ich habe vom SPIEGEL eine Antwort bekommen!!!

In der Tat hatte ich schon vorher Mails an den SPIEGEL gesandt, aber nie eine Antwort bekommen. Das ist aber hier irrelevant.

BBB an D.E. (9.12.2016):

Hallo Herr Elendt,

Mit freundlichen Grüßen

D.E. an BBB (9.12.2016):

Liebe(r) BBB,

Schön, dass Sie mir abermals antworten! Zu dem zweiten Teil Ihrer Antwort kann ich schon jetzt etwas sagen: Ja, ich denke, Sie haben Recht. Da gibt es Schleichwerbung (aber nicht nur für Homöopathie) und das ist nicht in Ordnung. Was mich maximal aufregt (und was nicht nur den SPIEGEL betrifft, sondern mir anhand dieses Artikels nur wieder aufgefallen ist), ist, dass diese dümmlichen Presseprodukte als Frauenzeitschriften bezeichnet werden. Überlegen Sie, was für ein Frauenbild dem zugrunde liegen muss!
Die Sache mit der Evidenz... nun ja, das ist so eine Sache. Dazu werde ich Ihnen noch einmal schreiben - und ich verspreche, dass ich mich kurz fassen werde. Heute schaffe ich das nicht mehr, weil Verabredung... Natürlich sehe ich das anders, aber das reicht bekanntlich nicht. Ist mir klar.

Ihnen ebenfalls ein schönes Wochenende und einen schönen Advent (der dritte wohl?)

Mit herzlichen Grüßen,

Dieter Elendt

D.E. an BBB (10.12.2016):

Sehr geehrte(r) BBB,
Ich hatte bereits begonnen, Ihnen zu schreiben, inwiefern es doch Evidenz für die Homöopathie gibt, aber ich lasse es (erst einmal), denn bei dem, worum es zwischen uns geht, muss man früher ansetzen. Sie schreiben da wenige kurze, aber bemerkenswerte Sätze:

[Leider mussten diese beiden Zeilen geschwärzt werden, weil es sich um ein Zitat von BBB handelt - auch wenn der Leser dadurch Verständnisprobleme bekommt]

Bemerkenswert sind diese Sätze für mich, weil es zwei Aussagen sind (die zweite davon implizit, aber notwendig in Ihrem Text enthalten):
1) Es gibt keine Evidenz für die Homöopathie.
2) Man kann das auch anders sehen.

Wenn Sie Satz 1 unbezweifelt aufrecht erhalten wollen, müssen Sie etwas unternehmen mit jenen, die das anders sehen. Man kann die andere Seite belächeln (ein solches Lächeln spüre ich irgendwie in Ihren Sätzen, aber ich kann mich irren). Man kann ihnen die Kompetenz absprechen (was Ihnen bei mir persönlich schwer fallen dürfte). Man kann schließlich meinen, sie seien geistesgestört oder sie seien Lügner (letztes hat ja Herr Ernst allen Ernstes behauptet). Man könnte noch andere Sachen mit ihnen tun, aber die wollen wir hier mal ausschließen. Alle diese Annahmen über jene, die das anders sehen, könnten dahin führen, dass man sie nicht mehr wahrnehmen muss.

Vertreten Sie eine dieser Annahmen? Wenn nicht, dann denke ich, dass Sie diese andere Seite auch zu Wort kommen lassen sollten. Wenn Sie aber eine dieser Annahmen vertreten, dann sollten Sie sie möglicherweise überprüfen.

Daraus ergibt sich auch die Frage, wer denn festlegt, welche der unterschiedlichen Auffassungen richtig ist. Frau Grams? Herr Ernst? Sie? Ich? Oder eine offene Diskussion?
Sie tun an dieser Stelle wenig für eine offene Diskussion - anders, als man das sonst vom SPIEGEL gewohnt ist. Ihre oben zitierten drei Sätze machen das sehr deutlich.

Mit herzlichen Grüßen
Und in der Hoffnung, dass wir in Kontakt bleiben können

Dieter Elendt

Keine weitere Antwort von BBB zu diesem Thema.

4) Mailwechsel mit einer Mitarbeiterin oder einem Mitarbeiter der "ZEIT"

Das ist wahrscheinlich der ausführlichste Austausch, der während meiner Bemühungen stattgefunden hat und es ist der Person, mit der ich in diesem Austausch stand, wenigstens so weit zu danken, dass sie mehrfach geantwortet hat, auch wenn sie die Veröffentlichung des Mailwechsels verweigert. Der Anfang dieses Mailwechsels liegt etwas weiter zurück und der Anlass waren zwei Artikel in der "ZEIT" (online).

Der eine dieser Artikel ist ein Artikel von Edda Grabar über die bereits erwähnte und in vielen Medien präsente Natalie Grams mit dem Titel "Die Nestbeschmutzerin":

http://www.zeit.de/wissen/gesundheit/2016-05/homoeopathie-globuli-medizin-pharmaindustrie-wirkung-natalie-grams

Der zweite Artikel stammt ebenfalls von Frau Grabar und in ihm geht es eigentlich nicht um Homöopathie, sondern um jene Todesfälle, die angeblich mit 3-Bromopyruvat in Zusammenhang stehen. Mir fiel dabei auf, dass durch die Wahl des Bildes Homöopathie mit dieser Geschichte unberechtigt in Verbindung gebracht wurde:

http://www.zeit.de/wissen/gesundheit/2016-08/heilpraktiker-ermittlungen-tote-alternative-krebstherapie-klaus-ross-brueggen

Meine erste Mail ging dabei an die allgemeine Kontaktadresse der ZEIT online:

D.E. an Die ZEIT online (30.8.2016):

Sehr geehrte Damen und Herren,

Ich bitte Sie, den Umfang dieses Schreibens zu entschuldigen und hoffe, dass Sie es dennoch lesen (bzw. weiterreichen). Es handelt sich um eine Kritik und einen Vorschlag.

Ich bin täglicher Leser Ihrer Website (da ich im Ausland lebe, habe ich keinen aktuellen Zugang zu Ihrer Papier-Ausgabe) und bewundere prinzipiell die Ausgewogenheit Ihrer Berichterstattung. Dass ich dennoch hier Kritik übe, hat mit zwei Gegebenheiten zu tun:

Erstens habe ich Ihnen im Juni diesen Jahres ein von mir herausgegebenes Buch ("Die Homöopathie-Wahrheit", welcher Titel bewusst als Alternative zu dem allseits bekannten Buch "Die Homöopathie-Lüge" gewählt wurde und keinesfalls den tatsächlichen Besitz der Wahrheit impliziert) geschickt. Ich hatte nicht wirklich erwartet, dass sie in Ihrem Online-Auftritt in irgend einer Weise darauf eingehen würden, aber es wäre doch ein gewisses Zeichen von Respekt gewesen, wenn ich irgend eine Reaktion von Ihnen empfangen hätte, und sei es eine Eingangsbestätigung.

Zweitens ist aktuell mein Schreiben eine Reaktion auf den bei Ihnen erschienenen Beitrag von Edda Grabar über Homöopathie "Die Nestbeschmutzerin" (darauf wird auch in dem og. Buch Bezug genommen) sowie den von der gleichen Autorin erst kürzlich erschienenen Beitrag zu dieser neueren Brompyruvat-Geschichte. Wie Sie sicher wissen, bezeichnete der "Spiegel" dieses "Medikament" als ein homöopathisches, was später korrigiert wurde.

Ich dachte, dass so etwas bei Ihnen nicht vorkommen würde. Es ist auch nicht so, sondern subtiler: Im Text von Frau Grabar wird solches zwar nicht behauptet, allerdings wird als Bild zum Artikel eine Abfüllanlage für homöopathische Globuli gezeigt. Das suggeriert dann doch in unterschwelliger Weise eine Verbindung zwischen Homöopathie und jenem merkwürdigen "Medikament". Wie wir vermuten, sind unterschwellige Botschaften manchmal wirksamer als offen ausgesprochene. Nun kann es tatsächlich sein, dass ein wenig Nachlässigkeit bei der Wahl des Bildes im Spiel war, was verzeihlich wäre. Insofern will ich im Folgenden nur auf inhaltliche Unrichtigkeiten eingehen.

1) Im zweiten der genannten Artikel von Edda Grabar nimmt die Autorin Bezug auf eine Website namens "whatstheharm.net" und schreibt, dass dort mit wissenschaftlichen Methoden die Schäden, die durch "alternative" Heilmethoden entstanden sind, analysiert werden. Ich kann hier nur für das Fachgebiet sprechen, von dem ich etwas verstehe, nämlich die Homöopathie. Aber hierfür kann ich begründet urteilen, dass das, was auf der erwähnten Website steht, vollkommen unwissenschaftlich ist. Es handelt sich um eine Zusammenstellung von Fällen, in denen (angeblich) ein Schaden durch Homöopathie entstanden sei. Eine bloße Fallsammlung ist prinzipiell sehr fraglich. Das betrifft sowohl Fallsammlungen, in denen ein positiver Effekt von Homöopathie beobachtet wurde (und die von der bloßen Zahl her sehr viel be-

deutender sind) als auch solche, die negative Effekte der Homöopathie betrachten, wie auf jener Website.
Man könnte da weiter ins Detail gehen, was ich mir an dieser Stelle sparen will, um Sie nicht noch mehr zu ermüden. Nur eins: Ich habe mir die ersten 10 der dort angegebenen "homöopathischen" Fälle angesehen und musste bemerken, dass nicht einmal alle davon überhaupt etwas mit Homöopathie zu tun haben.
Definitiv beruht diese Website nicht auf wissenschaftlichen Methoden, sondern auf einer subjektiv begründeten Meinung, anders als Frau Grabar behauptet.

2) Der erste erwähnte Artikel von Frau Grabar ("Die Nestbeschmutzerin") ist ein Beispiel für bemerkenswerte Unkenntnis. Auch wenn man gegen Homöopathie argumentiert, sollte man zumindest die Methode richtig darstellen, was hier nicht geschieht.
Ich will hier nicht auf die Fehler einzeln eingehen, aber sie sind wirklich gravierend (und sie sind für Gegner und Vertreter der Homöopathie die gleichen, also nicht Meinungs-abhängig). Aber man kann das einfach nicht so stehen lassen!

Sehr geehrte Damen und Herren,
Ich stehe selbst der Homöopathie (bzw. einigen ihrer Strömungen) kritisch gegenüber.

Ich bin ärztlicher Homöopath und Psychotherapeut (und seit nunmehr 20 Jahren in der homöpathischen Lehre tätig), aber ich habe auch einen naturwissenschaftlichen Hintergrund, indem ich 12 Jahre als Facharzt für Immunologie in einem Forschungslabor beschäftigt war. Ich kenne also beide "Seiten".
Ich könnte mir vorstellen, einen Gastbeitrag für "Die Zeit" (ob nun online oder Papier) zu schreiben, den ich ausgewogen und wahrheitsgemäß gestalten würde. Keine billigen und polemischen Meinungen, sondern Begründungen! Kritik an der Homöopathie und Kritik an den Kritikern wäre mal so grob das Thema.
Finanzielle Interessen habe ich dabei keine und ich werde auch im Text das oben genannte Buch nicht erwähnen. Es geht mir wirklich um die Sache namens "Homöopathie" und um eine offene Diskussion darüber. Aber um eine Diskussion, die die Argumentation der "Gegenseite" ernst nimmt und nicht vorschnell urteilt. Letzteres scheint mir leider gegenwärtig nahezu allen ernst zu nehmenden Medien üblich zu sein, "Die Zeit" eingeschlossen.

So, hier ist das Angebot, das nur an Sie geht. Über eine Antwort - wie auch immer sie ausfällt - würde ich mich sehr freuen. Sie können mich auch telefonisch unter ▮▮▮▮▮▮▮▮▮▮ erreichen.

Mit herzlichen Grüßen,

Dieter Elendt

Auf diese Mail bekam ich eine Antwort von einer Person, die ich hier als CCC bezeichne.

CCC an D.E. (1.9.2016):

Da diese Antwort doch etwas ausführlicher war als die bisher mit geschwärztem Text abgedruckten, sehe ich davon ab, diesen Text geschwärzt wiederzugeben.
Inhaltlich ging es im wesentlichen um folgendes:

1) Eine Entschuldigung, dass tatsächlich im zweiten der von mir genannten Artikel diese 3-Bromopyruvat-Geschichte unberechtigt mit Homöopathie in Verbindung gebracht wurde,
2) Eine Entschuldigung, dass ich keine Reaktion auf die Zusendung eines Buches erhalten habe,
3) Die Angabe, dass zur Zeit kein neuer Bericht über Homöopathie geplant sei, aber dass ich doch in der "Community" mitmachen könne.

D.E. an CCC (1.9.2016):

Sehr geehrte(r) CCC

Zunächst einmal herzlichen Dank für Ihre Antwort. Es ist manchmal nicht leicht, überhaupt eine Antwort zu erhalten.
Dass Sie nicht auf alle Mails antworten können, ist mir natürlich klar. Aber in diesem Falle haben Sie (nun ja, wahrscheinlich nicht Sie persönlich) das Buch als physischen Gegenstand erhalten. Ich meine, dann wäre doch irgend eine Reaktion angezeigt gewesen.
Aber damit will ich mich nicht weiter aufhalten. Ich gehe mal davon aus, dass das Buch einfach verschwunden ist.

Zur Homöopathie-Kritik: Ich halte es für richtig, wenn Sie über Homöopathie kritisch berichten. Das hat sie durchaus verdient. Leider ist diese Kritik auch bei Ihnen häufig nicht wirklich fundiert (siehe den Artikel „Die Nestbeschmutzerin"). Es kann z.B. nicht sein, zu behaupten, Hahnemann habe seinen Patienten potenzierten Mäusekot verkauft.

Es geht mir auch nicht darum, einen „Gegenpol" zu schaffen, indem ich vorstelle, dass Homöopathie diesem oder jenem Patienten geholfen habe. Das wäre eher eine Sache für Medien, die ein wesentlich niedrigeres Niveau haben als „Die ZEIT". Daran bin ich nicht interessiert. An einer Beteiligung an der Community in diesem Fall ebenfalls nicht, denn ich habe wesentlich mehr zu sagen als was dort Platz finden könnte - und Fundierteres.

Es geht mir um eine Kritik an der Homöopathie, aber auch an ihren Kritikern. Und das würde wesentlich fundierter ausfallen als in dem Artikel „Die Nestbeschmutzerin" und in dem Buch der dort besprochenen Autorin Natalie Grams.

Ich bin kein obskurer Heilpraktiker, sondern Arzt, der durchaus auch Kenntnis von der wissenschaftlichen Seite der Medizin und auch ein wenig von Wissenschaftstheorie hat (und auch 12 Jahre in einem wissenschaftlichen Forschungslabor gearbeitet hat). Sie können mich auch gern googeln. Da werden Sie ein paar Sachen finden.

Ich kann es einfach nicht mehr aushalten, dass Homöopathie nur kritisiert wird. Das ist es, was ich mit Ausgewogenheit bzw. deren Gegenteil meine: Nur Kritik an Homöopathie findet man gegenwärtig in fast allen führenden Medien. Könnte „Die ZEIT" nicht an dieser Stelle einmal aus dem Mainstream ausbrechen?

Das Buch, das ich schickte, versucht tatsächlich, kritisch in beide Richtungen zu sein. Nun geht es mir nicht darum, dieses Buch zu promoten (ok, am Rande schon, aber nicht primär). Finanzielle Interessen sind, wie ich schon schrieb, auch nicht vorhanden (ok, ebenfalls nicht primär). Es geht mir um die Sache und darum, dass es so viele Fehleinschätzungen gibt und dass in den führenden Medien - "Die Zeit" eingeschlossen - Homöopathie fast immer negativ dargestellt wird.

Wenn Sie Ihre Meinung eventuell zu überdenken bereit wären, würde ich Ihnen das in Frage stehende Buch gern noch einmal schicken (diesmal an Sie persönlich) oder einen Entwurf für einen Gastbeitrag.

Bei alledem: Nochmals Dank für Ihre Antwort!

Und herzliche Grüße

Dr. Dieter Elendt

Zunächst keine weitere Antwort von CCC zu diesem Thema.

Am 28.12.2016 erschien dann bei "ZEIT" online ein weiterer Artikel über Homöopathie

http://www.zeit.de/wissen/gesundheit/2016-11/homoeopathie-alternativmedizin-placebo-gesundheit-medizin

Es handelte sich um eine sogenannte "Kartengeschichte", in der das Thema so verkürzt dargestellt wurde, dass es unerträglich ist. Verfasser waren Tobias Landwehr und Saskia Gerhard. Da ich nun einmal mit CCC einen persönlichen Kontakt hatte, schrieb ich meinen Kommentar dorthin, mit der Bitte um Weiterleitung, und erhielt auch eine Antwort von CCC (von den eigentlichen Verfassern hingegen nicht).

D.E. an CCC (29.12.2016):

Sehr geehrte(r) CCC

Am ersten September diesen Jahres schrieben Sie mir, dass Sie derzeit keinen neuen Artikel über Homöopathie planen. Nun, gerade ist wieder einer erschienen. Und wieder ist zwischenzeitlich die „Gegenseite" - sprich: die Pro-Homöopathie-Seite nicht zu Wort gekommen. Das sei nur eine Feststellung.
Aus meiner Sicht handelt es sich um die schlechteste Äußerung contra Homöopathie, die ich jemals gelesen habe. (Ja, es gibt auch gute!). Schlampig recherchiert und schlecht gemacht.

Ich schicke Ihnen hier meine Bemerkungen zu diesem Artikel mit der Bitte, das Frau Gerhard und Herrn Landwehr weiterzureichen.

Mit freundlichen Grüßen, Dieter Elendt

An diesen Kommentar angehängtes Dokument:

Sehr geehrte Frau Gerhard, sehr geehrter Herr Landwehr,

Ich möchte Ihrer "Kartengeschichte" gegenüber Stellung beziehen. Ihre Einführung lasse ich dabei aus (auch wenn es nicht richtig ist, dass es zu Hahnemanns Zeit kaum Betäubungsmittel gab).

Karte 1:
Hier wird gesagt, dass Homöopathie seit 200 Jahren von Experten angezweifelt wird. Dass sie angezweifelt wird, ist richtig. Aber wen meinen Sie mit Experten? Experten wofür? Die Experten für Homöopathie zweifeln sie erfahrungsgemäß weniger an als die Experten für – nun ja, ich weiß eben nicht, wen Sie da meinen. Welche Aussage kommt schließlich logisch heraus? Experten sind gegen Homöopathie, wer für die Homöopathie ist, der ist kein Experte. Und das stimmt so nicht, sondern ist eine versteckte Diffamierung.

Karte 2:
Das beginnt wie ein Quiz, ist aber keines. Den Eindruck zu erzeugen, es hätten die Nationalsozialisten sein können, die die Homöopathie erfunden haben, erscheint mir, gelinde gesagt, geschmacklos.

Karte 3:
Ja, da wird das dann richtiggestellt.

Karte 4:
Ähnliches und Ähnliches. Dazu muss ich nichts sagen, das ist korrekt zitiert.

Karte 5:
Da machen Sie jetzt aus dem korrekten Zitat etwas Anderes, indem Sie vom Gleichen sprechen. Das ist nicht korrekt. Nebenher bemerkt besagt Ihre Animation etwas Anderes, nämlich, dass man, wenn man im Wald Sachen isst, die man nicht kennt, tot umfallen kann. Das ist richtig, hat aber mit dem Simile-Prinzip nur sehr bedingt etwas zu tun.

Karte 6:
Im Prinzip ist es richtig, dass die Homöopathie Vorläufer hatte. Das steht aber im Widerspruch zu der Aussage der Karte 3, in der Sie schreiben, Hahnemann habe sich das Konzept selbst ausgedacht. Würden beide Aussagen stimmen, bliebe als logische Folgerung tatsächlich nur, dass Hahnemann nur die Potenzierung hinzugefügt hat. Das ist aber nicht richtig. Und wenn man von den Vorläufern der Homöopathie redet, sollte man dabei auch differenzieren.

Karte 7:
Es ist aus homöopathischer Sicht nicht richtig, dass homöopathische Arzneien keine Nebenwirkungen haben. Die Erstverschlimmerung

kann man als Nebenwirkung betrachten. Aus gegnerischer Sicht haben sie allerdings keine Wirkung und keine Nebenwirkung, es sei denn, im untersten Potenzbereich.

Karten 8 und 9:
Größenordnungsmäßig stimmt es (überraschenderweise, denn das ist bei solchen Rechnungen selten), dass das Mittelmeer etwa 10^{23} Tropfen Wasser enthält (wenn man von einem Tropfenvolumen von ca. 50µl ausgeht). Dennoch ist Ihre Rechnung falsch. Man müsste die Konzentrationen der in dem Apfelsaft gelösten Stoffe und ihr Molekulargewicht in die Rechnung einbeziehen. Abhängig von der molaren Konzentration kommt man zumeist deutlich füher als bei Potenz D23 zur Loschmidt-Grenze.

Karte 10:
Dass die höheren Potenzen aus der Sicht von Homöopathen stärker wirken, ist so nicht richtig. Vielmehr ändert sich die Wirkung potenzabhängig in vielschichtigerer Weise. Überdies sollten Sie, wenn Sie die Meinung der Homöopathen zitieren, von Potenzen reden und nicht von Verdünnungen. Sonst wissen Ihre Leser nicht zu unterscheiden zwischen dem Zitat und Ihrer Auffassung.

Zitat:

Obwohl rechnerisch keine Moleküle des Urstoffes mehr nachweisbar sind.

Kommentar: "Rechnerisch" und "Nachweis" sind verschiedene Dinge. Dass der Begriff der "Energie" von manchen Homöopathen zur Erklärung der Wirkung verwendet wird, gefällt auch mir nicht, denn unter Energie versteht man eine physikalisch definierte Gegebenheit, die hier nicht vorzuliegen scheint. Aber Sie sollten nicht diesen Begriff in dem Sinne verwenden, dass alle Homöopathen so denken. Dem ist nicht so.

Karten 11 und 12:
Das ist soweit richtig, aber unvollständig, denn es gibt noch andere Potenzierungsarten.

Karten 13 und 14:
Korrekt.

Karte 15:
Es gibt auch homöopathische Kombinationspräparate. Zumeist wird aber tatsächlich nur ein Mittel gegeben. Die aus dem Bereich des Lebenden stammenden Arzneimittel sind ohnehin durchweg Mischungen.
Es ist richtig, dass es problematisch ist, wenn im Einzelfall eine bessere Methode vernachlässigt wird. Aber erstens gilt das für die gesamte Medizin und zweitens ist das im Bereich der ärztlichen Homöopathie selten. Für Heilpraktiker kann ich nicht sprechen.

Karte 16:
Zitat:
Doppelblindversuche, in denen weder Proband noch Prüfer wissen, in welcher Probe Wirkstoff ist, ergaben: Homöopathie wirkt nicht.

Erstens verwirrt das den Leser, denn oben haben Sie ja behauptet, es sei kein Wirkstoff mehr drin, jetzt sprechen Sie aber von Wirkstoff. Aber das nur nebenher.
Ihre Formulierung ist insofern clever, als Ihre Behauptung stimmt. Ja, es gibt Doppelblindstudien, in denen kein Unterschied gefunden wurde. Aber es gibt auch solche, in denen ein signifikanter Unterschied gefunden wurde. Diese verschweigen Sie. Die Frage ist, aus welchen Motiven Sie das tun. Wenn Sie diese Studien kennen und sie verschweigen, ist das unlauter. Kennen Sie sie nicht, möchte ich doch Ihre Befähigung anzweifeln, einen solchen Artikel überhaupt in Angriff zu nehmen. Auf die Metastudien mag ich an dieser Stelle nicht eingehen, das würde zu weit führen.

Karte 17:
Hierzu wäre sehr viel mehr zu sagen als ich in diesem Rahmen tun kann. Wenn Sie interessiert sind, bin ich aber bereit dazu. Nur soviel: Den sogenannten Placebo-Effekt gibt es in wissenschaftlich fundierter Medizin und Homöopathie. Dass der Homöopathie-Effekt ausschließlich auf dem Placebo-Effekt beruht, ist aber größtenteils eine intuitive Hypothese und somit unwissenschaftlich.

Karte 18 bis 20:
Hier wechseln Sie das Thema und schreiben mehr über Heilpraktiker als über Homöopathie. Wie Sie wissen, machen auch Ärzte Homöopathie. Ansonsten will ich über Heilpraktiker nichts sagen, weil ich mich

da nicht fundiert auskenne. Übrigens wurden die Toten in Brüggen nicht homöopathisch behandelt.

Karte 21:
Soviel ich weiß, bezahlen die gesetzlichen Krankenkassen Homöopathie nur, wenn sie von Ärzten ausgeführt wird, die über zwei definierte Zusatzqualifikationen verfügen.

Zusammenfassung:
1) Es ist sicher richtig, kritisch an Homöopathie heranzugehen. Das erfordert aber, dass das, woran Kritik geübt wird, richtig dargestellt wird. Hier haben Sie eine Reihe von Fehlern gemacht, wobei ich objektive Fehler meine und nicht unterschiedliche Meinungen.
2) Wenn Kritik geübt wird, sollte der Kritisierte eine Chance erhalten, seine Auffassung zu äußern. Das findet im Online-Auftritt der "Zeit" fast nie statt.

[womit ich nur dieses Thema der Homöopathie meinte, sonst sehe ich das eigentlich nicht so]

3) Es geht nicht um Meinungen, sondern es geht um Begründungen.
4) Mir kommt es so vor, als habe sich unter Journalisten eine Meinung durchgesetzt, die so ungefähr lautet, "Ach ja, Homöopathie, da wissen wir ja, dass nichts dran ist. Da muss man nicht mehr recherchieren." Herausgekommen ist der schlechteste Artikel gegen Homöopathie, den ich jemals gelesen habe (und ich lese jeden, den ich finde). Es stellt sich auch die Frage, warum, wenn alles so klar ist, mit gewisser Regelmäßigkeit Artikel mit weitgehend gleichem Inhalt erscheinen müssen.
Bitte entschuldigen Sie die bisweilen etwas akzentuierten Formulierungen, aber gesagt werden muss, dass man das sehr viel besser machen kann. Sogar ich als Homöopath könnte einen wesentlich besseren Artikel gegen Homöopathie schreiben. Da gäbe es so viel Kritik, an die Sie nicht gedacht haben.

Mit herzlichen Grüßen - und eine Antwort erwartend,

Dieter Elendt
Übrigens bin ich "Experte": Arzt, Facharzt für Immunologie, Homöopath, Psychotherapeut, Buchautor.

Die Antwort (die am 5.1.2017 von CCC kam) muss ich wieder einmal schwärzen: (von den eigentlichen Autoren gab es keine Antwort)

CCC an D.E (5.1.2017):

Lieber Herr Elendt.

Danke und einen guten Start ins neue Jahr.

D.E. an CCC (5.1.2017):

Liebe(r) CCC,

Herzlichen Dank für Ihre schnelle Antwort! Was Sie schrieben, ist genau das, was ich auch meine:
Es ist immer das Gleiche. Immer wird gesagt, es gebe keine Studien usw... Aber das stimmt nun einmal nicht. Wenn das Ganze dann in einer solchen Reduktion daher kommt wie diese Kartengeschichte, dann – ich weiß auch nicht, was ich dazu sagen soll, aber es ist wirklich schlimm. Dieses Niveau ist für mich nicht akzeptabel und vor allem entspricht es nicht dem Standard der „ZEIT".
Und immer noch gibt es keine vernünftige Darstellung der „Gegenseite" (wobei ich mich persönlich nicht einmal als Vertreter der „Gegenseite" begreife). Solche Sachen wie „Mir hat es geholfen, was soll's..." sind zwar ganz nett, aber als Argument unzureichend.
Ich fände es schön, wenn wir zu diesen Fragen in Kontakt / im Austausch bleiben könnten. Ich habe das schon mehrfach mit anderen Leuten probiert, aber wenn ich eine Antwort bekommen habe, (was selten der Fall war), so bestand die meistens aus der Wiederholung immer der gleichen Argumente (wobei es sich zum Teil um Scheinar-

gumente handelte) oder in einem oder zwei zurückweisenden Sätzen.
Sie (damit meine ich Sie persönlich) sind da eine Ausnahme.
Und danke für das Weiterreichen meines Kommentars!

Mit herzlichen Grüßen,

Dieter Elendt

CCC an D.E. (12.1.2017):

Am 12.1.2017 bekam ich (nach einer anderweitigen Intervention meinerseits, die ich hier nicht weiter beschreiben möchte) von CCC eine weitere Nachricht die ich, weil sie etwas länger ist, hier platzsparend nicht geschwärzt wiedergebe.
Inhaltlich enthielt sie die Bitte, ich möge doch placebokontrollierte Studien nennen, die einen gegenüber Placebo positiven Effekt von Homöopathie nachweisen.

D.E. an CCC (12.1.2017):

Liebe(r) CCC

Herzlichen Dank für Ihre Antwort!
Erst einmal nur schnell:
Sie sprechen da von zwei verschiedenen Dingen:

1) Studien über einen homöopathischen Wirkmechanismus. Da haben Sie vollkommen Recht. Wer behauptet, er wisse, wie Homöopathie funktioniert, redet Blödsinn. Da gibt es wirklich keine überzeugenden Studien. Das hatte ich auch nie behauptet.

2) Ob Homöopathie funktioniert, ist eine andere Frage. Dazu kann ich Ihnen einiges schicken, aber das braucht ein paar wenige Tage.

Schön, dass wir weiter in Kontakt sind.

Bis bald also und mit herzlichen Grüßen, Dieter Elendt

P.S.: Mit Moden meine ich nicht das, was man in der Bekleidungsbrache so kennt, sondern ich meine, dass es Betrachtungsweisen gibt, die sich gewissermaßen unbewusst verselbständigen und dann als selbstverständllich angesehen werden, ohne dass man darüber reflektiert. Das passiert uns allen und es ist schwierig, sich dessen bewusst zu sein.

D.E. an CCC (13.1.2017):

Liebe(r) CCC,

Ich will versuchen, Ihrer Bitte zu entsprechen, wobei ich gleichzeitig ausführlicher werden und verkürzen muß.
Verkürzen muss ich, da Ihre Bitte um eine Liste der positiv für die Homöopathie ausgegangenen Placebo-kontrollierten Studien nicht auf Anhieb erfüllbar ist. Es gibt einfach zu viele solcher Studien. Um das einigermaßen vollständig darzustellen, bräuchte ich wahrscheinlich ein paar Monate.
Die Gründe, warum ich etwas ausführlicher werden muss, sind etwas vielgestaltiger. Aber ich will jetzt einfach beginnen:

1) Ich bin schon verwundert, dass es so zu sein scheint, dass Sie bzw. die Autoren der von mir kritisierten Artikel offenbar keine Ahnung haben, dass es tatsächlich (placebokontrollierte und andere) Studien gibt, in denen eine Wirksamkeit von Homöopathie belegt wird. Wie kann man dann eine Veröffentlichung wagen?

2) Das ist es, was ich mit „Moden" meine. „Man" „weiß" heute einfach, dass Homöopathie nur auf dem Placebo-Effekt beruht. Eine Notwendigkeit, das zu hinterfragen, besteht nicht - glaubt „man".

3) Sie fragen nach Placebo-kontrollierten Studien. Das ist natürlich berechtigt, aber es wäre wahrscheinlich nicht berechtigt zu behaupten, Placebo-kontrollierte Studien seien die einzig relevanten. Sicher werden RCTs als der „Goldstandard" des Studiendesigns angesehen, was aber nicht heißt, dass es nicht andere Designs gäbe, die ebenfalls Aussagekraft haben. (Man bedenke dabei, dass der Begriff des Goldstandards aus der Finanzwelt stammt, dort aber längst verlassen ist).

4) Nach diesen einleitenden Worten will ich Ihnen ein paar Beispiele von Placebo-kontrollierten Studien nennen:

Heiner Frei et al. über homöopathische Behandlung von ADS:

https://static1.squarespace.com/static/520f6c38e4b01b013b22f419/t/52bf2d74e4b0133e02102deb/1388260724649/HomBeiHyperaktivenKindernZKH.pdf

Frass, M. (1990): Sepsis-Behandlung beim beatmeten Patienten an der Intensivstation. Dt J Homöopathie 9 (2. Quartal), 159 - 162.
Eine stark umstrittene Studie, bei der es möglicherweise auch Fehler gibt, aber sie ist Placebo-kontrolliert und vor allem: Es gibt sie.

Eine ältere Studie ist die von der Behandlung der Wehenschwäche bei Schweinen. Die war zwar als doppelblind geplant, was aber dadurch durchkreuzt wurde, dass die Experimentatoren schnell merkten, welches Präparat das Verum war (weil es offensichtlich war, dass es wirkte).
Hier sollte auch der Placeboeffekt (das, was wir als Placeboeeffekt ansehen und die Interpretation, die wir dem gemeinhin geben) recht gering sein, weil das Mittel den Schweinen ins Futter gemischt wurde, es also auch keine besonderen Zuwendungseffekte gab.
Wolter, Hans: Wirksamkeitsnachweis von Caulophyllum D30 bei der Wehenschwäche des Schweines im doppelten Blindversuch, in: Gebhardt (Hrsg.): Beweisbare Homöopathie, Heidelberg 1980

https://www.ncbi.nlm.nih.gov/pubmed/9381725
Überlegenheit von Galphimia glauca gegen Placebo bei Heuschnupfen. Das ist allerdings schon eine Metaanalyse, aber von dort aus können Sie gut weiter recherchieren.

https://www.ncbi.nlm.nih.gov/pubmed/12634583
Homöopathie ist Placebo bei kindlicher Diarrhoe überlegen.

Ich könnte noch weitere Studien anführen, aber ich meine, dass das erst einmal nicht nötig ist, weil meine Behauptung, es gebe placebokontrollierte Homöopathie-Studien mit positivem Ergebnis, bereits durch die Angabe von zwei Studien hinreichend belegt wäre.
5) Selbstverständlich ist es möglich, über diese Studien zu diskutieren, auch kontrovers darüber zu diskutieren. Das ist sogar sehr gut. Es kann auch tatsächlich sein, dass in dieser Diskussion herauskommt, dass die eine oder andere dieser Studien methodisch unzureichend ist (oder sogar, dass das auf alle zutrifft) und dass man aus diesem Grund und/oder aus anderen Gründen diese Ergebisse auf dem Müllablade-

platz der Naturwissenschaft entsorgen sollte. Zu behaupten, es gebe solche Studien nicht, ist hingegen nicht akzeptabel.

Das heißt: **Jeder, der behauptet, es gebe keine Placebokontrollierten Studien zur Homöopathie mit dem Ergebnis der signifikanten Überlegenheit von homöopathischem Arzneimittel gegenüber Placebo, muss der mangelhaften Kenntnis oder der Lüge bezichtigt werden.**

6) Man las gelegentlich (meines Wissens nicht in der ZEIT) die Umformulierung, es gebe keine ernst zu nehmenden Studien usw... Dazu muss man sagen, dass mit „ernst zu nehmend" ein zusätzliches Kriterium eingeführt wird, welches nicht definiert ist. Das ist unwissenschaftlich.

Das dahinter stehende Problem ist bekannt und in der Form des „plausibility bias" wirksam. Das meint, dass in der wissenschaftlichen community Ergebnisse, die innerhalb der herrschenden Theorie nicht plausibel sind, geringer bewertet (nicht ernst genommen) werden (wenn nicht gar vollkommen ignoriert).

Man bedenke dabei, dass Wissenschaft eine Sache ist, die von fehlbaren Menschen betrieben wird. Thomas Kuhn hat neben einigen anderen Autoren von der Soziologie der Wissenschaft geschrieben und von der Tendenz, nicht passende Ergebnisse zu ignorieren.

7) Selbstverständlich gibt es aber auch placebokontrollierte Studien, die bei verschiedenen Fragestellungen das Ergebnis erbracht haben, dass das jeweilige homöopathische Arzneimittel keinen dem Placebo überlegenen Effekte hatte.

Um aus diesem Wirrwar irgendwie noch etwas herauslesen zu können, werden Metastudien gemacht, die die Ergebnisse der einzelnen Studien zusammenfassen. Die Mehrheit der in Bezug auf die Homöopathie gemachten Metastudien ist positiv für die Homöopathie ausgegangen. Man muss allerdings bemerken, dass die Kriterien, nach denen Studien in die Metastudie ein- bzw. von ihr ausgeschlossen werden, fallibel und diskutierbar sind. Es ist möglich, allein durch die Festlegung dieser Kriterien das Ergebnis der Metastudie zu manipulieren (womit ich selbstverständlich nicht behaupten will, dass das jemals geschehen sei).

Überdies ist das statistische Equipment von Metastudien recht kompliziert, was dazu führt, dass sich die beiden Seiten pro und contra Homöopathie nicht nur bei einzelnen Studien, sondern auch bei Metastudien Design- und statistische Fehler in Menge vorwerfen. Sorry, ich kann da nicht Richter sein, das überschreitet meine Kompetenz. Und überhaupt will ich nicht Richter sein.

8) Wie ich oben schon angedeutet habe, mögen wohl die RCTs der „Goldstandard" sein, aber sie müssen nicht für alle Fragestellungen das beste Instrument sein. Es gibt beispielsweise auch Kohorten- bzw. Outcome-Studien, die zwar möglicherweise nicht die statistische Aussagekraft von RCTs haben, dafür aber den Verhältnissen in der täglichen Praxis des Arztes und dem, was Patienten beurteilen, wesentlich angemessener sind. Die Ergebnisse, die man von dort bekommt, sind sehr positiv für die Homöopathie. Weitere Informationen hierzu kann ich ihnen gern schicken (es geht da um Studien mit bis zu ein paar tausend Patienten).

9) Eines will ich noch einmal betonen: Die Fragen, ob etwas funktioniert und wie es funktioniert, haben logisch nichts miteinander zu tun (ok, wenn etwas nicht funktioniert, brauchen wir uns die Frage, warum es funktioniert, gar nicht erst zu stellen). Dennoch werden sie regelmäßig miteinander verbunden. Ich verstehe das vollkommen. Ich könnte verrückt werden, wenn ich an all die Leute denke, denen ich mit Homöopathie helfen konnte, ohne dass ich weiß, wie das denn eigentlich geschehen ist.
Man kann in diesem Widerspruch verschiedene Wege gehen: Man kann, wie Frau Natalie Grams, das, was (nach ihren eigenen Angaben) funktioniert hat, aufgeben, weil man es in seiner Wirkungsweise nicht begreift, man kann solche blödsinnigen Behauptungen verfolgen wie „Wer heilt hat Recht" und alles Andere ignorieren bzw. abstruse Theorien der Wirkungsweise aufstellen oder man kann versuchen, den Widerspruch einfach auszuhalten und womöglich das Beste daraus zu machen. Für letzteres habe ich mich entschieden.

10) Es gibt noch einige weitere Studien, die bis hin zu in-vitro-Experimenten Anhaltspunkte dafür liefern, dass homöopathische Potenzen sich auch jenseits der Loschmidt-Grenze unterscheiden vom bloßen Lösungsmittel, aber das führt dann wohl zu weit und geht an Ihrer Frage vorbei.

Sehr geehrte(r) CCC,

ich möchte nochmals betonen, dass es mir wichtig wäre, mit Ihnen in Kontakt zu bleiben. Es gäbe noch sehr viel mehr zu schreiben...

Wenn Sie es wünschen, würde ich Ihnen stattdessen gern das von mir herausgegebene Buch, das ich an den ZEIT-Verlag sandte (wo es offenbar verlorengegangen ist), noch einmal persönlich schicken. Es hat den unsäglich übertriebenen Titel „Die Homöopathie-Wahrheit" (als Entgegnung auf das bekanntere Buch „Die Homöopathie-Lüge"). Es behauptet natürlich nicht wirklich, die Wahrheit über Homöopathie zu verkörpern, sondern es geht kritisch mit Glaubenssätzen der Homöopathie um, aber auch kritisch mit den Kritikern.

Mit herzlichen Grüßen (und sehnsüchtig Ihre Anwort erwartend)

Dieter Elendt

P.S.: Ich hoffe, ich gehe Ihnen nicht allzusehr auf die Nerven, aber wenn doch: Eigentlich ist das genau das, was ich will.

CCC an D.E. (16.1.2017):

Inhaltlich geht CCC darauf ein, dass es keine brauchbare Strudie zum Wirkmechanismus gibt (dem stimme ich zu).
Zudem wird geschrieben, dass die von mir genannten Studien CCC bekannt seien, dass sie aber mangelhaft seien.

Kommentar

Die folgende Illustration des Endes dieses Mailwechsels ist zwar etwas übertrieben, macht aber den Inhalt des Austauschs in den letzten Mails deutlich:

CCC:	"Es gibt keine schwarzen Schwäne."
D.E:	"Doch, gibt es!"
CCC:	"Zeigen Sie mir einen!"
D.E.	stellt einen schwarzen Schwan auf den Tisch.
CCC:	"Dieses Beispiel kenne ich, aber es ist mangelhaft und stellt unsere ausführliche Recherche zur Existenz von schwarzem Schwänen nicht in Frage."
D.E.	ist sprachlos.

Zu erwähnen ist hier noch, dass die Qualität von Studien (auch doppelblinden) in der Tat unterschiedlich ist. Es gibt Kriterien hierfür, die als

Ein- und Ausschlusskriterien für Metastudien verwendet werden. Adhoc-Einschätzungen hingegen sind wenig hilfreich.
Eigentlich war an dieser Stelle der Punkt erreicht, an dem ich den Kontakt gern abgebrochen hätte, aber einmal habe ich doch noch geschrieben:

D.E. an CCC (16.1.2017):

Liebe(r) CCC,

Sie schrieben in Ihrer letzten Mai, Sie würden sich nun wieder anderen Dingen zuwenden. Das verstehe ich gut, aber einmal muss ich Ihnen doch noch antworten.

Zur Studie von Frei: Ich meine, dass das homöopathische Verordnungsprinzip von Herrn Frei problematisch ist. Aber das tut nichts zur Sache.
Was mir ebenfalls nicht wirklich gefällt, ist diese "Screening Phase". Sie könnte unter Umständen dazu führen, dass Responder selektiert werden, also solche, die gut auf homöopathische Arznei reagieren. Allerdings würde das bedeuten, dass es solche Responder gibt und das wiederum würde bedeuten, dass die homöopathischen Arzneien wirken. Die Selektion von Placebo-Respondern wäre hingegen nicht schädlich.
Gut, hier haben wir eine Kontrollgruppe, es ist doppelblind, sogar noch im Crossover-Design, der Unterschied ist signifikant, andere Therapien wurden abgesetzt, die natürliche Altersbesserung sollte im Crossover-Design keine Rolle spielen. (By the way hat natürlich das Crossover-Design auch seine Nachteile, die sich aber wahrscheinlich in diesem Falle eher zu Ungunsten der Homöopathie auswirken dürften). Hiervon abgesehen wird es natürlich auch Kritik geben dürfen, aber dass diese Studie grob ok ist, müssen wir erst einmal so hinnehmen.

Sie schrieben dann von „aussagekräftig, brauchbar, maßgeblich". Da muss ich zurückfragen, welche Kriterien Sie denn dafür verwenden und wie sie festgestellt werden: intuitiv oder objektiv? (ich habe übrigens nichts gegen intuitive Aussagen, aber dann muss man die der „Gegenseite" auch zugestehen).
Diese Feststellung ist ja das, was in Metastudien objektiv (nun ja, einigermaßen objektiv...) gemacht wird. Bestimmte Kriterien (JADAD, Cochrane) müssen erfüllt werden, damit die Studie Eingang in die Metastudie finden kann.

Wenn nun diese Metastudie aussagt, dass unter diesen oder jenen
Eingangskriterien Homöopathie dem Placebo signifikant überlegen
ist, dann kann man hinterher nicht mehr sagen, dass doch die Studien
eigentlich nicht aussagekräftig waren. Wie ich schon sagte, sind die
meisten Metastudien positiv für die Homöopathie ausgegangen. Ich
denke übrigens nicht, dass wir da schon von einem Beweis reden können, sondern nur von gewissen Belegen pro-Homöopathie, das Pendel
neigt sich aber doch der Homöopathie zu und nicht der Placebohypo-
these.

Bliebe noch die Frage, ob es richtig ist, dass die Tatsache des unbe-
kannten Wirkungsmechanismus Einfluss auf die Beurteilung der Studien haben sollte. Statistisch-mathematisch wird das wohl schwer zu
formulieren sein. Intuitiv-logisch kann man das unterschiedlich sehen:
Man kann sagen, dass ungewöhnliche Anschauungen auch stärkere
Beweise brauchen oder man kann (dem neige ich mich zu) meinen,
dass die Frage, ob wir eine Erklärung für ein Phänomen haben, nichts
zu tun hat mit der Frage, ob das Phänomen existiert.
Ihre Frage, was eigentlich „Wirkung" bedeute, habe ich mir auch
schon oft gestellt. Dass Sie sie sich auch stellen, finde ich sehr beach-
tenswert. Man könnte auch weiter darüber nachdenken, was Wirkung
im Zusammenhang mit dem bedeutet, was Sie als den Placeboeffekt
bezeichnen (ich persönlich würde andere Bezeichnungen vorziehen).
Sehr geehrte(r) CCC, da ich vermute, dass unser Austausch an dieser
Stelle vorerst (!) seinem Ende entgegen sieht (ich wollte, es wäre anders), möchte ich mich bei Ihnen bedanken, dass Sie mir überhaupt
geantwortet haben. Leider geht es wieder einmal so aus, wie ich es
schon ein paarmal erlebt habe: Der Disput (wenn es überhaupt dazu
kommt) bricht ab, ohne vollendet zu sein.

Ich möchte Ihnen noch kurz John Stuart Mill ("On Liberty") zitieren:

[dieses Zitat ist der Leserin bereits von Seite 17 bekannt, so dass es hier
ausgelassen werden kann]

Weil mich dennoch dieser Austausch mit Ihnen gefreut hat, möchte
ich Ihnen persönlich unser Buch zum Thema schicken (ohne damit irgendwelche Erwartungen zu verbinden, außer der, dass Sie vielleicht
einmal hineinschauen). An welche Adresse darf ich das tun?

Nochmals mit herzlichen Grüßen, Dieter Elendt

Kein weiterer Kontakt seitens CCC

Am 9.3.2017 fragte ich nach, ob ich diesen Mailwechsel veröffentlichen dürfe. Die Antwort (noch am gleichen Tag) war, wie schon erwähnt, negativ.

5. Mailwechsel mit einem Mitarbeiter / einer Mitarbeiterin der Frankfurter Allgemeinen Zeitung ("DDD")

Am 24. Januar 2017 erschien bei der FAZ ein Artikel von Henrike Schirmacher mit dem Titel "Der Kampf der Gemüter: Globuli gegen Glaubuli":

http://blogs.faz.net/platzfuertiere/2017/01/24/der-kampf-der-gemueter-globuli-gegen-glaubuli-246/

Ich fühlte mich wieder einmal genötigt zu antworten:

D.E. an Henrike Schirmacher:

Sehr geehrte Frau Schirmacher,

Ihr Artikel "Globuli gegen Glaubuli" (welch eine Konstruktion und welche Implikationen!) verdient einige Anmerkungen. Ich will hier nicht auf den Grundtenor ausgehen, der selbstverständlich gegen Homöopathie gerichtet ist, sondern nur zwei oder drei Sachen herausgreifen.

1) Sie berichten von Ihrer Wasserschildkröte Momo. Schön, dass sie wieder gesund geworden ist. Als Nachweis, dass eine homöopathische Behandlung nicht auch geholfen hätte, taugt sie freilich nicht, wiewohl ich bei einer bakteriellen Lungenentzündung wohl auch als homöopathischer Arzt eher nach einem Antibioticum greifen würde. Es ist eben immer eine Frage des vernünftigen Abwägens.
Was mich an Ihrem Beispiel so wurmt, ist, dass ich, wenn ich ein Beispiel bringen würde, wie ich einem Menschen (oder auch einem Tier) bei einer schweren Erkrankung mit Homöopathie helfen konnte, sofort das Standard-Argument zu hören oder lesen bekäme, dass Einzelfälle nicht zählen. Wenn man als Autor dieses Argument ebenfalls befürwortet (es gibt gute Gründe, das zu tun, es gibt aber auch gute Gründe, manche Einzelfälle unter bestimmten Bedingungen als Belege zuzulassen), dann sollte man sich selbst daran halten.

2) Auf das Zitat von Edzard Ernst gehe ich hier nicht ein, weil ich mich enthalte, mit jemandem zu reden oder seine Rede zu kommentieren, der andere ohne Belege der Lüge bezichtigt.

3) Sie sprechen von einer Metastudie in der Veterinärmedizin. Soweit ich das Abstract begriffen habe, handelt es sich nicht um eine Metastudie, sondern um ein Review. Sie schreiben dann, dass die Autoren der Studie folgendes festgestellt hätten: *Nichtsdestotrotz lasse sich keiner der Versuche reproduzieren.* (Zitat aus Ihrem Artikel)
Im Abstract steht aber etwas anderes: *no study was repeated under comparable conditions.*
Die Tatsache, dass keine Reproduktion unter vergleichbaren Bedingungen vorgenommen wurde, bedeutet nicht, dass die Studie nicht reproduzierbar sei.
Hier handelt es sich sehr wahrscheinlich um eine Falschdarstellung Ihrerseits. Und der Schlusssatz der Autoren, dass weiter geforscht werden müsse, steht ja nun unter so gut wie jeder wissenschaftlichen Arbeit (und er stimmt sogar).

4) Sie schreiben dann von mutmaßlichen Studienfälschungen. Dazu muss folgendes gesagt werden:
a) Die Tatsache, dass die Verfasser der Studie für den Anbieter des homöopathischen Präparates arbeiteten, begründet noch nicht den Verdacht der Fälschung. Wenn das so wäre, wie ginge es dann der sonstigen Pharmaindustrie...?
b) Wie Sie wahrscheinlich wissen, gibt es Gründe, bestimmte Testergebnisse nicht in die Auswertung einzubeziehen. Da ich die betreffende Studie nicht gelesen habe, kann ich aber dazu nichts weiter sagen.
c) Die Verfälschung einer wissenschaftliche Studie ist ein Straftatbestand. Wurde in den genannten Fällen Anzeige erstattet oder gar Anklage erhoben? Wenn nicht, dann ist die Verwendung des Wortes "mutmaßlich" durch Sie zu beanstanden, denn mutmaßen kann jeder alles.

Die Tatsache, dass Sie ein paar Sachen in einer ziemlich problematischen Weise darstellen, ist für mich nicht akzeptabel, da jenseits wissenschaftlicher Standards, die Sie auch, wenn Sie in einem Medium veröffentlichen, das keinen strengen wissenschaftlichen Anspruch hat, als ausgebildete Wissenschaftlerin im Hintergrund wirken lassen müssten.
Aber verwundert bin ich nicht, ist doch Ihr Artikel nur ein Glied in einer langen Kette von gegen die Homöopathie gerichteten Artikeln und ist es doch so, dass die gegenteilige Sichtweise, die auch ihre Begründungen hat, auch von der FAZ konsequent ignoriert wird.

Trotzdem würde es mich freuen, mit Ihnen über diese Thematik in Austausch zu treten (auch wenn ich über Tier-Homöopathie nun nicht gerade viel weiß, sondern Humanmediziner bin).

Mit herzlichen Grüßen, Dieter Elendt

Am 28.1.2017 erhielt ich eine Antwort von DDD:

DDD an D.E.:

Sehr geehrter Herr Elendt,

Mit freundlichen Grüßen

Dieter Elendt an DDD (28.1.2017):

Sehr geehrte(r) DDD,

Ich danke Ihnen sehr herzlich, dass Sie mir auf meine Mail geantwortet haben und möchte gern mit Ihnen in Austausch bleiben und ja, auch streiten. Das ist nichts Schlimmes.
Die Länge der ersten E-Mail und ihre Mühe betreffend muss ich Ihnen sagen, dass ich seit Monaten versuche, mit einigen der führenden Medien bzw. den Leuten, die für diese schreiben, in Austausch zu treten bzw. die zum Teil falschen (oder falsch wiedergegebenen) Auffassun-

gen über die Homöopathie zu korrigieren, was bislang leider nicht von Erfolg gekrönt war.

Anfangs lese ich in den Antworten immer wieder, dass es doch schön sei, in einen Austausch zu treten über ein so kontroverses Thema wie die Homöopathie, dann aber, meist nach meiner Rückantwort darauf, wird der Kontakt abgebrochen. Ich weiß nicht, woran das liegt.

Nun, Sie haben einige Dinge angesprochen und möchten meine Meinung dazu wissen. Ich warne Sie: Diese Antwort wird sehr viel länger werden als meine erste Mail.

1) Die Geschichte mit der Schildkröte. Eigentlich habe ich damit gar kein Problem, denn man muss ja schließlich das, was man sagt, irgendwie illustrieren, sonst wäre der Leser bald gelangweilt.
Aber: Wenn ich als Homöopath schreiben würde, dass ich einem Mann, der schon seit Jahren unter Migräne litt (mit zunehmender Tendenz, zum Schluss etwa alle zwei Wochen für zwei Tage), einmalig ein homöopathisches Arzneimitel gegeben habe und er danach über mittlerweile 11 Jahre keinen einzigen Migräneanfall mehr hatte (was tatsächlich so stattgefunden hat), dann wäre die Reaktion der Homöopathie-Gegner sehr wahrscheinlich die folgende:

a) Ein Einzelfall besagt gar nichts, diese anekdotischen "Beweise" sind wertlos.

b) Es wäre ohnehin besser geworden (wofür man verschiedene Begründungen vortragen kann, einschließlich des Zufalls).

c) Die Geschichte stimmt nicht. Es handelt sich um Betrug.

Da sehe ich eine ziemliche Asymmetrie und diese ist es, die mich an der Schildkröten-Geschichte gestört hat. Das ist so ähnlich wie jene Einzelfall-Geschichten, in denen eine besser wirksame Behandlung versäumt wurde, weil Homöopathie angewendet wurde. Ja, das gibt es tatsächlich, aber das ist kein grundsätzliches Argument gegen Homöopathie.

2) Reproduzierbarkeit

Wir sind uns sicher einig, dass die Reproduzierbarkeit von medizinischen Studien schwerer zu erreichen ist als etwa in der Physik (nein, besser: in der Chemie). Wenn ich Natriumchlorid in Silbernitrat gebe, fällt immer Silberchlorid aus. Wenn ich verschiedenen Patienten ein Medikament gebe (ob nun allöopathisch oder homöopathisch), passiert nicht immer dasselbe. Bezüglich der Homöopathie kann man in zwei Richtungen gehen:

a) Ich schlage Probanden mit dem Hammer auf den Daumen und sehe dann, ob der Schmerz durch Hypericum besser wird (das kann man auch doppelblind machen, und sogar crossover, da jeder zwei Daumen hat). Hierbei prüfe ich, ob Hypericum bei diesem Problem hilft.

b) Ich mache, wenn es sich um eine etwas kompliziertere Sache handelt, eine homöopathische Anamnese und gebe das Mittel, was insgesamt passt. Wenn ich dazu eine Studie mache, so prüfe ich die Homöopathie als solche. In diesem Falle ist der Name des gegebenen Mittels für die Frage der Reproduzierbarkeit nicht wichtig, da ja verschiedene Mittel gegeben wurden.

Selbstverständlich bringt Variante b größere Probleme hinsichtlich der Reproduzierbarkeit mit sich. Es könnte sein, dass die Gruppe der Kopfschmerzpatienten in Studie 1 sich von der in Studie 2 unterscheidet. In der Homöopathie unterscheidet sich jeder Kopfschmerzpatient von jedem anderen.

c) Man sollte auch noch berücksichtigen, dass die Therapeuten nicht gleich sind. Aber das ist ein weites Feld, Luise. Wenn wir das berücksichtigen wollten (wir müssten es!), dann könnten wir wahrscheinlich überhaupt keine Studie mehr machen.

d) Zusammenfassend dazu: Entweder wir testen ein Medikament oder eine Methode. Beides zusammen in einer Studie wäre sehr schwierig, würde eine sehr hohe Teilnehmerzahl erfordern und die Reproduzierbarkeit vor extreme Schwierigkeiten stellen.

3) Die Frage der Studien

Es ist mir schon klar, dass Sie diese komplizierten Sachen nicht im Detail in einem Artikel bringen können. Sie haben mich aber danach gefragt und ich will Ihnen gern antworten.

a) Einzelfälle

Ok, wir sind uns wahrscheinlich einig, dass die Aussagekraft von Einzelfällen gering ist. Aber halt: sie ist nicht Null. Es macht einen Unterschied, wenn ich am 1.1. einen Patienten wegen Alkohol-bedingten Beschwerden mit Nux vomica behandle und am nächsten Tag geht es ihm besser oder wenn ich einen an Tollwut erkrankten Patienten mit homöoathischen Mitteln heilen könnte (ich meine hier "könnte", denn ich glaube nicht, dass das gelingen würde). So sollte auch dem oben beschriebenen Migräne-Fall eine gewisse Aussagekraft nicht abgesprochen werden.

b) kumulierte Einzelfälle
Der deutsche Zentralverein homöopathischer Ärzte sammelt seit einiger Zeit solche Einzelfälle. Es sind schon eine ganze Menge. Das Problem dabei ist, dass der publication bias dabei wahrscheinlich enorm ist und wir nicht die geringste Ahnung haben, wie viele erfolglose Behandlungen auf der anderen Seite stehen.

c) Kohorten- oder Outcome-Studie
Da sieht es schon besser aus, wenn die Teilnehmer der Studie verpflichtet sind, alle Patienten, die bestimmten vorher festzulegenden Bedingungen genügen, in die Studie einzubeziehen (ok, wenn sie sich daran halten). Sie wissen bestimmt, dass im Bereich der Humanmedizin mehrere Homöopathie-Studien in diesem Sinne existieren mit bis zu ein paar tausend Patienten und dass diese Studien ziemlich positiv für die Homöopathie ausgegangen sind.

d) Placebokontrollierte Studien
Das ist an experimentellen Labormaßstäben orientiert. Man kann damit wahrscheinlich gut schätzen, ob ein Verum einen Placebo überlegen ist. Wenn man die Studienlage in der Humanmedizin ansieht, so gibt es sowohl RCTs, die positiv für die Homöopathie ausgingen als auch solche, die negativ waren. Weil die Studienlage nicht eindeutig ist (wie auch in weiten Bereichen der wissenschaftlich basierten Medizin, siehe etwa Cholesterol), wird dann die Vielfalt der Studien von einem Meta-Standpunkt betrachtet und wir haben

e) Rewiews und Metastudien
Dabei ist natürlich klar, dass man nicht alle der betrachteten Studien gleich bewerten kann, weshalb man Bewertungskriterien ersinnen muss. Diese sollten allerdings nicht willkürlich sein. Zu diesem Zweck sind Bewertungsinstrumente erfunden worden, etwa die alte JADAD-

Skala, oder die COCHRANE-Kriterien. Die Autoren einer Metastudie (Rewiews lasse ich hier mal weg, da es da noch lässiger ist) sind aber über diese Kriterien hinaus frei, weitere Kriterien an die Studien zu stellen, etwa, dass sie englischsprachig sein müssen oder dass die Probandenzahl größer als ein bestimmter Wert sein muss, z.B. 98 oder 149 oder 1132. Man muss bemerken, dass es hinsichtlich dieser Ein- und Ausschlusskriterien gewisse Manipulationsmöglichkeiten gibt. Aber sehen wir einmal davon ab, denn das ist eine Unterstellung, die ich hier nicht vertreten möchte.

Bei den meisten dieser Metastudien ist herausgekommen, dass Homöopathie überlegen gegen Placebo ist.

Aber man kann diese Metastudien wiederum nach ihrer Qualität unterscheiden. Und man kann die angegebenen Daten neu bewerten. Das ist meines Wissens zweimal geschehen. Die Studie von Linde (positiv für Homöopathie) wurde von Ernst neu bewertet, wobei heraus kam, dass man das nicht so sehen sollte. Die Studie von Shang (negativ für Homöopathie) wurde von homöopathischer Seite neu bewertet, mit dem Ergebnis, dass, wenn man die Aus- oder Einschlusskriterien nur ein wenig verändert, ein positives Ergebnis für die Homöopathie herauskommt.

Was soll man damit tun? Sollen wir nun "Meta-Meta"-Studien machen und so weiter ad libidum? Gibt es eigentlich einen objektiven Beobachter? Oder gibt es noch andere Bestimmungsstücke?

4) Der "plausibility bias"

Wenn die Studienlage hinsichtlich der Homöopathie nicht eindeutig ist, muss ein anderes Kriterium her. Das gängigste Kriterium ist "kein einziges Molekül im Bodensee, so ein Quatsch". Da muss man sagen, dass das im naturwissenschaftlichen Sinne ein richtiges Argument ist. Nur ist Naturwissenschaft bekanntlich ein historisches Phänomen.

Solche Ansätze wie der von Weymayr und Heißmann[6], dass Gegenstände nur weiter untersucht werden sollten, wenn sie "scientabel" sind, kann ich daher nur aus vollem Herzen ablehnen. Hätten wir dieses Kriterium schon immer verfolgt, würden wir heute noch glauben, dass sich die Sonne um die Erde dreht. Aber wahrscheinlich ist es so,

---

[6] [Der Name Heißmann ist im Nachhinein für den Leser ergänzt worden. In der originalen E-Mail stand er nicht, was nicht daher kommt, dass ich etwa den Anteil von Frau Heißmann an der Veröffentlichung schmälern wollte, sondern daher, dass ich mit Herrn Weymayr E-Mail-Kontakt hatte und mich eben daran erinnerte.]

dass jeder historische Stand der Wissenschaft meint, alle früheren Stufen überwunden zu haben und sich (auch wenn das nicht ausdrücklich gesagt wird) als der höchste Stand der Wahrheit deklariert.
Es gibt Wissenschaftstheoretiker, die das anders sehen...
Ich denke, dass ein plausibility bias abzulehnen ist, wenn wir zumindest anstreben, objektive Wissenschaft zu betreiben (wobei ich meine, dass der Begriff "objektive Wissenschaft" eigentlich absurd ist).

5) Die intuitiven Schlussfolgerungen

Am Ende ist das, was wir meinen, nicht nur von objektiven wissenschaftlichen Kriterien abhängig (und das ist, wie ich meine, gut so). Die Soziologie der Wissenschaft ist, ausgehend zumindest von Ludwig Fleck und bis heute, ausführlich beschrieben worden. So ziehen wir alle intuitive Schlussfolgerungen, die sich über die konkreten Ergebnisse unserer Untersuchungen erheben. In diesem Rahmen entstehen Moden, denen man sich nur schwer entziehen kann. Und auf der Basis dieser Moden oder nicht in Frage gestellten Grundannahmen entstehen eben jene intuitiven Schlussfolgerungen (man könnte sie auch Vorurteile nennen).

6) Meinungsfreiheit

Ich weiß natürlich, das ich frei bin, eine Meinung beispielsweise über Homöopathie zu äußern, die nicht dem journalistischen Mainstream entspricht.
Die Frage ist, wem gegenüber ich das tun kann und welche Wirkung das hat.
Die als seriös geltenden Medien (ich rede hier von FAZ, SZ, Zeit, Spiegel, die vier, die ich regelmäßig lese) sind alle gegen Homöopathie eingestellt und lassen den Vertretern der Homöopathie kaum eine Chance (eigentlich gar keine). Ihr Artikel war wieder ein Beleg dafür. Ich halte es aber für äußerst problematisch, nur eine Seite zu Wort kommen zu lassen.
Ich möchte Ihnen hierzu John Stuart Mill ("Über die Freiheit") zitieren:

[Der Leser wird spätestens jetzt merken, dass das eines meiner liebsten Zitate ist - siehe Seite 17]

Und eben das findet in Bezug auf die Homöopathie nicht statt. Sie hätte aber ein Recht dazu, denn sie enthält, mit Verlaub, doch auch ein *Bruchteil der Wahrheit*.

7) Zu mir

Ich bin wohl Homöopath, aber in keinerlei Verbänden aktiv. Das, was ich hier schreibe, ist nur von mir.
Früher (nach dem Ende des Medizinstudiums) war ich mal Naturwissenschaftler, Immunologe in einem Forschungslabor (auch wenn aus der Forschung nicht allzu viel herausgekommen ist).
Ja, und Psychotherapeut bin ich auch noch, nein, war ich, denn ich praktiziere nicht mehr, sondern betätige mich gegenwärtig ausschließlich in der homöopathischen Lehre oder in Haus und Garten.

So, jetzt bin ich einmal neugierig, ob Sie mir auf diesen langen Text noch einmal antworten werden.

Mit herzlichen Grüßen,

Dieter Elendt

D.E. an DDD (29.1.2017)

Sehr geehrte(r) DDD,

Ich muss meinen Vorschlag des Daumen-Hammer-Hypericum-Experiments dahingehend korrigieren, dass wahrscheinlich das Crossover-Design nicht angemessen wäre. Homöopathie-Gegner würden von der Erwartungshaltung her dazu tendieren, den Schmerz im linken und im rechten Daumen als gleich anzusehen. Es ist eben nicht leicht, ein gutes Studiendesign zu erfinden.
Die beste Studie wäre die vollkommen blinde, bei der niemand auch nur wüsste, dass überhaupt eine Studie stattfindet. Das hat zwei Nachteile: Erstens ist es ethisch nicht vertretbar und zweitens kann diese Studie nicht ausgewertet werden.

Nochmals herzliche Grüße!

Dieter Elendt

DDD an Dieter Elendt (1.2.2017):

Guten Abend Herr Elendt,

MfG

Kommentar:

DDD gab mir hier einen Hinweis, der meine Auffassung, die Berichterstattung in den genannten Medien sei prinzipiell gegen Homöopathie gerichtet, relativiert hat: am 16.8. 2017 gab es einen Artikel von Cornelia Bajic, der deutlich für die Homöopathie spricht. Davon, dass Frau Bajic in dem Artikel als "Cheflobbyistin" bezeichnet wird, möchte ich einmal absehen, denn sie hat hier immerhin ein Podium bekommen. Ich bin mit dem Inhalt nicht ganz einverstanden, denn es ist nicht richtig, dass sich die Homöopathie-Kritik nur auf ein einziges Argument, den hohen Verdünnungsgrad, bezieht. Freilich ist das das am häufigsten gebrauchte Contra-Argument, aber es gibt durchaus noch andere.

D.E. an DDD (1.2.2017):

Ach, das lese ich erst jetzt.

D.E. an DDD (2.2.2017):

Liebe(r) DDD,

Ich bin überrascht und sehr erfreut, dass Sie mir geantwortet haben, mehr noch, dass Sie, indem Sie mir eine Frage stellen, mich wiederum zu einer Antwort einladen.
Ich muss Ihnen zunächst gestehen, dass ich den von Ihnen erwähnten Artikel nicht kannte. Er gibt die Meinung des DZVhÄ bzw. von Wiss-Hom wieder. Insofern muss ich meine Behauptung, Sie berichteten *nur* negativ über Homöopathie, zurückziehen und stattdessen „*überwiegend*" einfügen.

Was ich an dem Artikel falsch finde, ist die Behauptung, es handele sich bei der Homöopathie-Kritik um eine Kritik mit einem einzigen Argument. Vielmehr geht es im Kern um drei Argumente:

1) Es ist nichts drin in den Kügelchen.
2) Es gibt keine Studien, die die Wirksamkeit belegen

Zu 1): Das was Frau Bajic als alternative Erklärung anbietet, ist so etwas wie eine informationelle Wirkung. Damit habe ich große Probleme. Erstens sollte jemand, der so etwas behauptet, auch sagen können, wie das funktioniert (Die „Wassergedächtnis"-Hypothese ist ja mittlerweile weitgehend vom Tisch). Zweitens ist, das, was wir unter Information verstehen, an einen materiellen/energetischen Träger gebunden, was die Erklärung weiter schwierig macht. Solche Dinge zu behaupten, birgt die Gefahr in sich, dass man sich im naturwissenschaftlichen Sinne lächerlich macht.
Ich persönlich ziehe es vor zu sagen, dass wir nicht die geringste Ahnung haben, wie eine Wirkung von den Kügelchen ausgehen kann und

dass diese Wirkung allem widerspricht, was wir von der Naturwissenschaft her wissen. Allerdings wissen wir nicht alles. In einem Kommentar zu dem Bajic-Artikel schrieb ein Leser (oder eine Leserin, ich weiß nicht mehr) so ungefähr, dass, wenn es tatsächlich eine Wirkung der Kügelchen gäbe, wir zur Erklärung eine neue Physik bräuchten. Ich finde, sie oder er hat Recht. Es ist nicht ausgeschlossen, dass eine zukünftige Naturwissenschaft eine Erklärung findet. Bis dahin können wir aber nur sagen, *ob* es funktioniert. Dazu brauchen wir die Studien.

Zu 2): Dieses Terrain ist unwegsam und voller Fallgruben. Es gibt Studien, die positiv für Homöopathie ausfallen und solche, die negativ sind. Es gibt Metastudien, die positiv und solche, die negativ für Homöopathie sind, die aber dann von beiden Seiten auch noch unterschiedlich interpretiert werden. Manchmal frage ich mich, wozu man überhaupt noch Studien machen sollte.

3) Dies ist ein konstruktives Argument, wie es z.B. Frau Natalie Grams gebraucht. Es besagt, dass es nicht das homöopathische Arzneimittel ist, welches wirkt, sondern das „Drumrum", insbesondere das Gespräch. Hierzu ist zu sagen, dass dies ein Ad-hoc-Argument ist, dessen Richtigkeit nicht bewiesen ist, aber den Vorteil hat, dass es die unbestreitbaren Erfolge der Homöopathie erklärt, ohne auf den ersten Blick am herrschenden Weltbild zu rütteln.
Kommentar: Wenn es so ist, dann macht doch endlich! Dann heilt doch durch Gespräche und ohne Arzneimittel! Das geht natürlich, Psychotherapie und so. Aber merkwürdigerweise braucht man dazu viel mehr Zeit...

Also, um es klar zu sagen: Ich habe auch an dem Artikel von Frau Bajic einiges zu meckern. Und hinsichtlich der „Ein-Argument"-Kritik: Es gäbe noch einiges mehr, das man berechtigt an der Homöopathie kritisieren könnte (was aber merkwürdigerweise von den Gegnern selten angesprochen wird).

Zu Ihrer Frage:
Um die Wirkung der Kügelchen isoliert zu betrachten, ist der Doppelblindversuch eine gute Sache. Ihn als ausschließliche Methode anzusehen, halte ich jedoch für falsch. Nur ein (zugegebenermaßen extremes) Beispiel. Erfände jemand ein Mittel gegen ausgebrochene Tollwut (ob nun homöopathisch oder allöopathisch) und könnte dieses

Mittel heilen, dann wäre ein Doppelblindversuch vollkommen überflüssig.

Und es gibt noch weitere Instrumente, die eine Wirkung als wahrscheinlich belegen können. Hinzu kommt auch, dass durch das Doppelblinddesign so etwas wie Laborbedingungen hergestellt werden, die als solche notwendig den Ausgang des Experiment beeinflussen.

Ich würde Ihnen gern ein von mir herausgegebenes Bucht zum Thema schicken. An welche Adresse darf ich das tun?

Mit herzlichen Grüßen,

Dieter Elendt

Weiterer Verlauf und Einschätzung:

Mein(e) Mailpartner(in) DDD war von allen, mit denen ich bisher Kontakt hatte, am aufgeschlossensten und zu einer vernünftigen Diskussion auf Augenhöhe bereit. Ich habe dann tatsächlich das Buch geschickt und auch Dank dafür erhalten. Leider wurde auch hier meine Frage nach der Erlaubnis zur Veröffentlichung des Mailwechsels negativ beschieden.

6. Die zehn toten Kinder

Um den 23.2.2017 gab es in vielen Medien die Meldung, es habe in den U.S.A. zehn Todesfälle von Babys/Kleinkindern gegeben, die in zeitlichem Zusammenhang mit der Gabe eines homöopathischen Mittels standen, das gegen Zahnungsbeschwerden eingesetzt wird. Darüberhinaus habe die F.D.A. nachgewiesen, dass es innerhalb von Chargen dieses Mittels teilweise nachweisbare Mengen von Atropin und Scopolamin gab. Ich las den ursprünglichen F.D.A.-Bericht und schickte daraufhin an zwei der oben genannten anonymisierten Kontaktpersonen folgende Stellungnahme:

Sehr geehrte(r) XXX, YYY

Hier erhalten Sie eine Stellungnahme zu dem Artikel "ZZZ"

[Gemeint ist jeweils derjenige Artikel, den die jeweilige Zeitschrift in ihrer Online-Ausgabe zu diesem Thema veröffentlicht hatte]

1) Es handelt sich um ein Präparat, welches offenbar als Spezifikum gegen Zahnungsbeschwerden eingesetzt werden soll und eher als Medikation durch die Eltern oder Ärzte, die homöopathische Laien sind, gedacht ist. Ein Homöopath würde es nicht in diesem Sinne verordnen, sondern nach der homöopathischen Individualisierung das Mittel wählen, das am besten für die konkreten Beschwerden geeignet ist. Ob man den Behandlungsansatz "Belladonna gegen Zahnungsbeschwerden" überhaupt als homöopathisch bezeichnen kann, ist fraglich, auch wenn es sich um die Verwendung potenzierter Stoffe handelt.

2) Es geht um Belladonna D12 bzw. ein Mischpräparat aus Belladonna D12 und Coffea D12. Bei dieser Potenz sollte mit empfindlichsten Methoden kein Wirkstoff mehr nachweisbar sein. Dass durch die FDA Wirkstoff nachgewiesen wurde, darf nicht sein und es muss untersucht werden, was da geschehen ist.
Wenn man den Produktionsprozess kennt, wäre zwar nachzuvollziehen, dass etwa versehentlich eine niedrigere Potenz falsch etikettiert wurde oder eine anderweitige Verwechslung vorgekommen ist, nicht aber, dass innerhalb einer Charge die meisten Tabletten keine messbaren Wirkstoffe enthielten, einige jedoch messbare Wirkstoffkonzentrationen an Atropin und Scopolamin. Das ist anhand des gängigen

Herstellungsprozesses nicht nachvollziehbar. Ad hoc fallen mir nur drei Erklärungen ein:
a) grobe (!) Fehler des Herstellers
b) fehlerhafte Bestimmung seites der FDA
c) Sabotage mit dem Vorsatz, Schaden anzurichten

3) Es ist nicht richtig, dass die Wirkung von Atropin (Scopolamin) auf Kinder völlig undurchschaubar ist. Vielmehr gibt es auch hier eine Dosis-Wirkungs-Beziehung. Atropin wird ja auch bei kleinen Kindern „schulmedizinisch" angewandt.
Die höchste gemessene Konzentration war ca. 1 µg Atropin pro Tablette. Die potenziell tödliche Dosis für Kinder wird mit 10 mg Atropin angegeben. Wenn man annimmt, dass es sich bei Zahnungsbeschwerden um etwa einjährige Kinder handelt, sollte man diese Dosis sicherheitshalber noch durch 10 teilen. Dann wäre aber die potenziell tödliche Dosis immer noch 1000mal so hoch wie die höchste gefundene.
Die allopathische therapeutische Dosis von Atropin für Säuglinge und Kleinkinder liegt bei 5 µg/kg Körpergewicht, also bei Kindern in der Zahnung etwa 50 µg insgesamt (wenn man annimmt, dass Kinder dann etwa 10 kg wiegen). Damit ist nahezu sicher auszuschließen, dass durch die Menge von 1 µg ein Todesfall bedingt sein könnte. Es könnte allerdings theoretisch sein, dass es noch höhere Konzentrationen gab, die aber der FDA nicht zur Kenntnis gekommen sind. Wie diese in die Charge gekommen sein sollten, ist aber wiederum nicht nachvollziehbar (siehe 2.).
Ähnliches gilt für den zweiten Bestandteil Scopolamin und erst recht für den dritten, Coffein.

4) Insgesamt erlaubt der Vorfall nicht die Kritik an der Homöopathie als solcher. Eine solche Kritik wäre in etwa gleichzusetzen mit der (erfundenen) Forderung, wegen des Nachweises, dass ein Hersteller fehlerhafte Herzschrittmacher produziert hat, zukünftig auf den Einsatz von Herzschrittmachern zu verzichten.

5) Es ist immer schlimm, wenn Kinder sterben. Die Warnung der FDA vor dem betreffenden Präparat auf Grund des begründeten Verdachtes, dass da etwas nicht stimmt, ist zweifellos richtig. Aber es sollten jedoch keine vorschnellen Stellungnahmen und Schlussfolgerungen für die Homöopathie als Ganzes veröffentlicht, sondern abgewartet werden, was das Endergebnis der Untersuchung ergibt. Danach ist

eventuell die Schuldfrage zu klären. Die Homöopathie als solche trifft jedenfalls keine Schuld. Schuldig können nur einzelne Personen sein.

Dieter Elendt, 25.2.2017

Ich erhielt keine Antwort.

7. Mailwechsel mit Frau Julia Merlot

Auch hier wurde mir verboten, den Mailwechsel zu veröffentlichen. Es fällt mir hier noch schwerer als bei den anderen Beispielen, dem nachzukommen. Da hier noch ein Dritter involviert ist und ich überdies wörtlich zitieren müsste, um den Sinn des Ganzen erhalten zu können, beschränke ich mich an dieser Stelle darauf, meine Antwort auf den Artikel von Frau Merlot und nicht den ganzen Mailwechsel mit ihr zu veröffentlichen. Was ich nicht vermeiden kann und will, ist, zuzugeben, dass es einen solchen Mailwechsel gab (im Vorfeld des hier Abgedruckten). Wohlgemerkt: Es liegt nicht an mir!
Der Artikel ist im "SPIEGEL" veröffentlicht (24.2.2017) und heißt: "Was wir von der Homöopathie lernen müssen".

http://www.spiegel.de/gesundheit/diagnose/homoeopathie-was-wir-von-ihr-lernen-muessen-a-1136053.html

D.E. an Julia Merlot (5.2.2017):

Sehr geehrte Frau Merlot,

Auf meine letzten beiden Mails

[die sich nur indirekt auf den Artikel bezogen, der unten Thema werden wird]

haben Sie nicht geantwortet. Ich versuche es noch einmal und hoffe, dass ich Sie zu einer Antwort provozieren kann. Ich bin zu einem Dialog auf Augenhöhe (wenn auch mit einem unterschiedlichen Hintergrund an Kenntnissen) sehr bereit.

Ich möchte noch einmal ein paar Aussagen aus Ihrem Artikel herausgreifen und kommentieren.

Die [Homöopathie] wirkt nicht, schadet womöglich sogar.

Würde die Homöopathie schaden, so wäre das eine Wirkung.
Dann wäre die Übersetzung Ihres Satzes in etwa "Homöopathie wirkt nicht oder sie wirkt".

Weiter unten behaupten Sie dann aber, dass Homöopathie (im positiven Sinne) wirkt, auf Grund des Placebo-Effektes. Also dann doch eher kein Schaden durch Homöopathie?
Es könnte natürlich sein, dass Sie nicht wissen, was Homöopathie ist. Darüber kann ich Sie aufklären: Homöopathie ist nicht die Gabe von potenzierten Arzneimitteln, sondern Homöopathie ist die Gabe von Arzneimitteln (zumeist tatsächlich potenzierten) nach einem bestimmten Verordnungsprinzip, zu dem unter anderem das Simile-Prinzip, die Arzneimittelprüfung und die Individualisierung gehören. Ihre geäußerte Hypothese, dass das ausführliche Gespräch innerhalb dieses Kontextes einen wirksamen Placebo-Effekt bedingt, bedeutet demgemäß, dass Homöopathie wirkt. Mit anderen Worten sagen Sie implizit dreierlei:

a) Homöopathie wirkt nicht.
b) Homöopathie wirkt, indem sie Schaden anrichtet.
c) Homöopathie wirkt, indem sie einen therapeutischen Nutzen bringt.

In der Tat möchte ich Ihnen zustimmen, dass in der Praxis alle drei Ergebnisse vorkommen. So wie Sie es aber formulieren, handelt es sich um eine reductio ad absurdum.

Die [Globuli] wirken nämlich entweder gar nicht oder in die falsche Richtung.

Hier werden Sie etwas präziser und sprechen von der Wirkung nicht der Homöopathie, sondern der "Globuli". Sehen wir einmal davon ab, dass es auch andere Darreichungsformen gibt, dann lautet die korrekte Übersetzung Ihres Satzes: Potenzierte Arzneien wirken entweder oder sie wirken nicht. Wieder die erwähnte Tautologie.
Nun aber die Behauptung, dass es, wenn es eine Wirkung potenzierter Substanzen gäbe, diese in die "falsche Richtung" ginge. Das ist etwas schwierig vorstellbar, denn wenn es in der Medizin überhaupt eine Wirkung gibt, kann die in den allermeisten Fällen in beide Richtungen gehen. Auch Arsenik kann positive Wirkungen haben und als Medikament taugen, ebenso wie Atropin und viele andere Beispiele. Jedenfalls sollten Sie mit dieser ungewöhnlichen Behauptung doch ein paar Argumente aufweisen können.
Ein Argument für die "falsche Richtung" bringen Sie: Die angeblich durch auf ein Zahnungsmittel in der Potenz D12 zurückzuführenden Todesfälle bei kleinen Kindern in den U.S.A. Sollte sich bewahrheiten,

dass es wirklich in den Proben Atropin-Mengen bis zu einem µg (oder womöglich sogar mehr, was aber eben nicht nachgewiesen wurde) pro Tablette gegeben hat, gibt es nur zwei mögliche Erklärungen: Fehlbestimmung beim Nachweis oder Fehler im Herstellungsprozess, die entweder absichtlich oder unabsichtlich entstanden sein können. Keine dieser Möglichkeiten berührt aber die Frage, ob Homöopathie wirkt oder nicht wirkt und ebensowenig die Frage, ob potenzierte Arzneien wirken oder nicht wirken, denn in diesem Falle hätte es sich wegen der Verunreinigung eben nicht mehr um eine Potenz D12 gehandelt.
Insgesamt sollte man aber bei solchen Aussagen abwarten, bis die Untersuchungen der FDA abgeschlossen sind.

Zweitens möchte ich über Ihre Äußerungen zum Placebo-Effekt schreiben.
Ich habe gelernt, dass ein Placebo etwas ist, bei dem das angenommene Wirkprinzip des Verums nicht vorhanden ist. Wenn es im Effekt keinen signifikanten Unterschied zwischen dem Placebo und dem Verum gibt, wird angenommen, dass das angenommene Wirkprinzip in Wirklichkeit wirkungslos ist (schön, diese drei Worte mit "wirk..." nicht wahr?), sondern dass der berichtete Effekt andere Gründe hat. Ob diese Annahme richtig ist, steht auf einem anderen Blatt, aber bleiben wir einmal bei ihr. Gewissermaßen versuchen wir, mit dem Doppelblindversuch Laborbedingungen herzustellen, in denen wir alle möglichen Wirkfaktoren bis auf den einen zu untersuchenden konstant halten (obwohl das eigentlich in diesem Falle nicht geht).
Es ist ein wenig problematisch zu sagen, dass, wenn in diesem "Labor"-Versuch kein Unterschied zwischen "Verum" und "Placebo" gemessen werden konnte, die im "Feldversuch" (also in der Praxis) beobachtete Wirkung des Verums eigentlich eine Placebo-Wirkung ist. Genau das ist aber gemeint, wenn man vom "Placebo-Effekt" spricht, obwohl man "Verum" gegeben hat.
Besser wäre es wohl, in bezug auf die Praxis, wo Placebo keine Rolle spielt, nicht vom Placebo-Effekt, sondern von Kontexteffekten zu sprechen.

Dann schreiben Sie, die Homöopathie nutze den Placebo-Effekt. Da hätte ich eine Frage, die ich selbst nicht beantworten kann (und das meine ich nicht ironisch): Bedeutet "nutzen" einen bewussten oder unbewussten Prozess? Kann ich unbewusst mir etwas zunutze machen? Die Beantwortung dieser Frage ist für den Fortgang Ihrer Argumentation ziemlich wichtig, aber ich weiß da gerade nicht weiter.

Sie schlagen vor, dass die Medizin den Placebo-Effekt ebenso wie die Homöopathie nutzen könne. Sehen wir einmal davon ab, dass Sie damit behaupten, Homöopathie sei keine Medizin.
Wie stellen Sie sich eigentlich das "Nutzen" des Placeboeffekts vor? Da sind wir bei der Frage von bewusst und unbewusst. Ich denke, dass es mit erheblichen ethischen Problemen verknüpft wäre, wenn ich einer Patientin ein Mittel verordnete, von dessen Unwirksamkeit ich überzeugt bin, ohne dass sie darüber informiert ist.
Und weiter: Nehmen wir doch einmal versuchsweise an, das Arzneimittel habe in Wirklichkeit keinerlei Wirkeffekt und ich als Arzt wüsste das. Würde ich das dem Patienten nicht sagen, betröge ich ihn, was nicht nur unethisch wäre, sondern auch gewisse Übertragungs-Gegenübertragungs-Geschehnisse zur Folge hätte. Würde ich es hingegen sagen, könnte ich den heilenden Kontexteffekt beseitigen (ok, vielleicht nicht vollständig; ich weiß, dass es entsprechende Studien gibt).

Ok, stellen wir uns vor, dass Homöopathie nur auf einem solchen Kontext- bzw. Placeboeffekt beruht (dass er auch beteiligt ist, streitet niemand ernsthaft ab). Frau Grams spricht ja sogar von einem "Superplacebo". Wie könnte man diesen Effekt dann, wenn man sich seiner bewusst ist, nutzen? Man müsste alles gleich machen, aber am Ende einfach nicht ein homöopathisches Arzneimittel geben. Schön, ein solches Gespräch wäre nicht mehr so anstrengend, denn ich wüsste ja schon, was am Ende herauskommt. Man könnte ebensogut über das Wetter reden.
Aber halt, das geht doch nicht, denn die Patientin hat das Recht zu erfahren, was sie bekommt! Gut, ich würde also sagen: "Wir werden jetzt ein längeres Gespräch führen, in dem Sie mir alle Besonderheiten Ihrer Krankheit und Ihrer Persönlichkeit offenlegen, dann werde ich Ihnen ein wenig Saccharose geben und dann werden Sie gesund."
Sehr geehrte Frau Merlot, merken Sie, welche absurden Konsequenzen daraus erwachsen?

Meine Antwort auf diese Absurdität an Mediziner, die ähnlicher Meinung sind wie Sie, ist: Wenn Sie meinen, dass Homöopathie wirkt, aber nur über Kontext- bzw. Placeboeffekte, also - so, wie diese meist interpretiert werden - durch Gespräch und emotionale Zuwendung, dann gehen Sie doch hin und machen das auch! Irgendwie hat das noch niemand so recht versucht oder aber versucht und nicht hingekriegt.

Nun noch zum Schluss Ihres Artikels:

Gespräche sollten sich für den auf Basis wissenschaftlicher Erkenntnisse arbeitenden Arzt lohnen, nicht für den Alternativheiler.

Was wäre, wenn die von Ihnen angenommene Wirksamkeit des Gespräches eben nicht auf wissenschaftlichen Erkenntnissen beruht? Wäre dann derjenige, der auf der Basis wissenschaftlicher Erkenntnisse arbeitet, nicht womöglich sogar schlechter dran?
Aber selbst wenn die Gespräche des Alternativheilers und des über wissenschaftliche Erkenntnis verfügenden Arztes (beides schließt sich übrigens nicht aus) ungefähr den gleichen heilenden Effekt hätten (auch wenn es ein "Placebo-Effekt" sein sollte), warum sollte man einen von beiden ausschließen?

Der Placeboeffekt gehört dazu. Homöopathische Arzneien nicht.

Was wäre, wenn die homöopathische Arznei den Placebo-Effekt maximiert? Wohlgemerkt glaube ich das nicht, kann aber nicht das Gegenteil beweisen.

Zusammenfassend ist Ihr Text einseitig, logisch inkonsistent, geht an wesentlichen Inhalten vorbei und die Empfehlungen, die Sie aussprechen, sind, wenn schon nicht absurd, so doch ziemlich von der ärztlichen Realität entfernt.

Sehr geehrte Frau Merlot,
Sie haben nun die Möglichkeit, mir zu antworten oder nicht. Tun Sie es nicht, so werde ich Ihnen in diesem Bezug keine weitere Mail zusenden, weil ich dann davon ausgehen muss, dass Sie an einem weiteren Austausch nicht interessiert sind. Die Frage wäre dann, was das bedeuten würde. Darüber will ich aber nicht spekulieren.

Mit freundlichen Grüßen,
Dr. Dieter Elendt

Keine Antwort

Später erfolgte eine negative Antwort auf meine Frage, ob ich den Mailwechsel veröffentlichen dürfe.

8. Mail an Herrn Sebastian Balzter

Am 5.3.2017 wurde ein Artikel von Herrn Balzter in der Frankfurter Allgemeinen Sonntagszeitung veröffentlicht. Er trug den Titel:

"Hokuspokus auf Rezept".
Untertitel (bzw. "Aufmacher"):
"Globuli sind die Lieblingsmedizin der Deutschen. Im besten Fall sind sie Placebo, im schlimmsten Fall giftig. Verdient werden damit Millionen".

D.E an Sebastian Balzter (6.3.2017):

Sehr geehrter Herr Balzter,

Mit großem Interesse habe ich begonnen, Ihren Artikel "Hokuspokus auf Rezept" zu lesen, war aber dann schon ein wenig enttäuscht, da er mehr oder weniger nur die Standardargumente der Homöopathie-Gegner wiederholt. Bei sorgfältiger Recherche wäre so viel mehr gegen die Homöopathie zu sagen (und unter dieser Voraussetzung wäre auch eine fruchtbare Diskussion möglich). Dennoch möchte ich Ihnen schreiben und dabei ein paar Kommentare abgeben.

1. Der Titel

Sie gebrauchen das Wort "Hokuspokus", was wahrscheinlich den Eindruck erwecken soll, dass es sich bei der Homöopathie um Blödsinn handelt.
Wissen Sie eigentlich, dass eine mögliche etymologische Erklärung des Wortes "Hokuspokus" aus dem Wandlungsgeschehen in der Messe stammt: "Hoc est enim corpus meum"? "Hokuspokus" stellt möglicherweise eine Verballhornung dieses liturgischen Satzes dar. Interessanterweise ergibt sich gerade da eine tatsächliche Verbindung zur Homöopathie: Die Frage der Gegenwart Jesu in der Hostie könnte man auf einer ganz anderen Ebene mit der Frage in Verbindung bringen, ob in den homöopathischen Mitteln etwas drin ist. Unzweifelhaft haben aber sowohl die Eucharistie als auch die homöopathische Behandlung eine Wirkung (auch eine subjektiv empfundene Wirkung ist eine Wirkung). Wenn diese Zusammenhänge zu Ihrer Wortwahl des Titels beigetragen haben, gebührt Ihnen meine Hochachtung.

2. Der Untertitel

Globuli sind die Lieblingsmedizin der Deutschen.

Hm, stimmt das wirklich? Nicht doch eher Acetylsalicylsäure?

Im besten Fall sind sie Placebo, im schlimmsten Fall giftig.

Ok, ich gehe einmal davon aus, dass Sie unter "Globuli" potenzierte Arzneien subsummieren. Wenn Sie sagen, dass es sich dabei im Placebo handelt, vermute ich, dass Sie damit meinen, dass von ihnen keine spezifische Wirkung ausgeht und dass die beobachtbare Wirkung nicht durch das Arzneimittel selbst bedingt, sondern ein Kontexteffekt ist. Wenn dem so wäre, könnten sie aber nicht giftig sein (was eine Nocebo-Wirkung nicht ausschließt). Und wenn sie giftig wären, könnte man nicht von einer Placebowirkung sprechen. Vielleicht können sie ja manchmal giftig sein und manchmal wirkungslos. Sie versäumen dabei, anzugeben, wann wohl was der Fall sein könnte. Und überdies muss man bemerken, dass, sofern etwas als Gift eingestuft werden muss, es in der Regel andersherum auch eine therapeutische Wirkung hat. Das wusste schon Paracelsus. Diese therapeutische Wirkung erwähnen Sie dabei aber nicht.

Verdient werden damit Millionen.

Ja, stimmt sicher. Frage: Von wem? Sind hier die Ärzte und die Arzneimittelhersteller gemeint oder wer? Aber ich will an dieser Stelle nichts weiter sagen, weil Sie in Ihrem Text zu dieser Frage zurückkommen.

3. Auf Ihre Einführung will ich nicht ausführlich eingehen. Zweifellos waren Semmelweis und Fleming große Leute. Auch wenn manche sagen, dass Flemings Entdeckung Zufall war, kann man das so nicht aufrecht erhalten. Der Zufall kommt einem dann zu Hilfe, wenn man mit einem Thema beschäftigt ist, wenn man <u>sieht</u>, dass eine Bakterienkultur in der Nähe eines Schimmelpilzes abstirbt. Und dafür braucht es Voraussetzungen.
Ich will nur einen kleinen Einwurf machen: Von den Großen Semmelweis und Fleming schreiben Sie lobend, Hahnemann bringen sie mit dem *Provinzstädtchen Köthen* in Verbindung. Das sieht nach Abwertung aus.

4. An der Diskussion, wer womit wieviel Geld verdient hat, mag ich mich nicht beteiligen, weil ich die Daten nicht überprüfen kann. Das ist nicht mein Ressort. Dennoch ein paar Bemerkungen:

5. *Teurer kann man Zucker nicht einkaufen.*

Ok. Das stimmt. In einer Flasche Globuli für etwa 10 Euro sind 10 g Saccharose. 1 kg Saccharose kostet im Einzelhandel einen Euro. Das wäre dann, wenn man so rechnet, der 1000-fache Preis.
Weißarsenik, As_2O_3, wird von der Pharmaindustrie als Arzneimittel für die Behandlung einer bestimmten Art von Blutkrebs zum etwa 100.000-fachen Preis der p.A-Qualität, die man bei einschlägigen Chemiehändlern erhält, verkauft. Der Unterschied besteht nur in der Konfektionierung.

6. Dann erklären Sie lange, dass die Homöopathie teuer ist. Mit meinen Erfahrungen stimmt das nicht überein. Ich hatte in meiner psychotherapeutisch und homöopathisch orientierten Allgemeinarztpraxis regelmäßig ca. 5 % des Durchschnitts an Ausgaben für Arzneimittel und das bei unterdurchschnittlichem Einkommen.
Auch erscheint mir die Angabe, die Homöopathie würde pro Patient und anderthalb Jahre mit 1400 Euro mehr zu Buche schlagen, fragwürdig. Bei allen Anstrengungen würde ich diesen Wert nicht einmal annähernd erreichen können. Sie sagen ja auch streng genommen nicht, dass diese 1400 Euro für die Homöopathie aufgewendet werden. Es könnte sein, dass es sich tatsächlich um eine besondere Patientenklientel handelt, die neben der Homöopathie auch noch andere (teurere) Methoden nutzt.
Es gäbe jedoch eine Möglichkeit, die ohnehin geringen Arzneikosten zu verringern: Da Dauertherapie in der Homöopathie sehr unüblich ist, braucht fast niemand für die Behandlung die übliche Packungsgröße von 10 g. Wäre es den Ärzten erlaubt, Arzneimittel selbst abzugeben und nicht nur zu rezeptieren, könnten wahrscheinlich 90 % der Kosten homöopathischer Arzneimittel eingespart werden. Andererseits schadet das den Apothekern und den Herstellern der homöopathischen Arzneimittel, so dass es letztere dann möglicherweise bald nicht mehr gäbe.

7. Sie erwähnen jene 10 Kinder, deren Tod in Zusammenhang mit der Einnahme eines homöopathischen Mittels gestanden haben soll. Sie

suggerieren dabei, dass das Mittel daran schuld ist. Dazu ist folgendes zu sagen:

a) Bisher ist nur bekannt, dass es einen zeitlichen Zusammenhang gibt. Ob der auch ursächlich ist, wird meines Wissens nicht behauptet und bedarf weiterer Untersuchung.

b) Weiter ist bekannt, dass die FDA Spuren von materiellem Atropin und Scopolamin gefunden hat, die eigentlich nicht nachweisbar hätten sein dürfen. Hierfür gibt es m.E. drei ad hoc-Erklärungen: grobe Fehler im Herstellungsprozess, Sabotage und Bestimmungsfehler seitens der FDA.

c) Auch die höchste gefundene Atropin-Menge liegt deutlich unter der empfohlenen therapeutischen (und somit als gefahrlos anzusehenden) Dosis und etwa 1000-fach unter der als potenziell tödlich betrachteten Dosis.

d) Auch wenn es so wäre, dass tatsächlich in einzelne Tabletten einer Charge tödliche Dosen gekommen wären, spricht das nicht gegen die Methode Homöopathie, sondern gegen den Hersteller oder einen Saboteur. Denn wenn dem so wäre, dann würde es sich eben nicht mehr um ein potenziertes (meist als "homöopathisch") bezeichnetes Arzneimittel handeln.

8. Sie scheinen hinsichtlich der Homöopathie nicht ganz up to date zu sein. Heute behauptet kaum jemand mehr die "Wassergedächtnis-Hypothese". So ist das nun einmal in der Wissenschaft. Hypothesen werden aufgeworfen, überprüft und entweder vorläufig beibehalten oder verworfen. Oder auch wieder hervorgekramt.

9. Sie schreiben da, die meisten Patienten seien mit der homöopathischen Behandlung zufrieden. Das Gleiche zeigen mehrere große Outcome-Studien. Die Frage ist, worum es in der Medizin eigentlich geht: Fühlen sich die Patienten durch die Behandlung besser oder sollte die Behandlung wissenschaftlich erklärt sein? Der Wissenschaftler in mir ist anderer Ansicht, aber der Arzt sagt eindeutig, dass es um die Patienten geht und sonst um nichts.

An dieser Stelle muss ich denn doch einmal Hahnemann zitieren, den §1 des Organon:

Des Arztes erster und einziger Beruf ist es, kranke Menschen gesund zu machen, was man heilen nennt.

Der von Ihnen zitierten Konstruktion von Herrn Becker, zwischen allgemeinen Leiden und wirklichen Krankheiten zu unterscheiden, vermag ich nicht zu folgen, erstens weil ich nicht weiß, wo die Grenzlinie zu ziehen sei und zweitens, weil es durchaus auch "wirkliche Krankheiten" waren, die ich mit Homöopathie erfolgreich behandelt habe. Das sagen auch die bereits erwähnten Outcome-Studien. Und wenn die Krankheit nicht wirklich geheilt wurde, es dem Patienten aber besser geht, dann ist das immerhin auch schon etwas. Gerade bei chronischen Krankheiten geht es oft eben darum. Und es gibt verdammt viele davon, die nicht heilbar sind. Das abwertend als "allgemeine Leiden" zu bezeichnen, geht am ärztlichen Auftrag vorbei.

Sie meinen, diese allgemeinen Leiden könnten sich vielleicht auch durch den Einsatz von Silvesterknallern bessern. Ich weiß schon, warum Sie das vergleichen: Weil die Ausgaben für Silvesterknaller in der gleichen Größenordnung sind wie die Ausgaben für homöopathische Arzneimittel. Allerdings wird durch Silvesterknaller wahrscheinlich wesentlich mehr Schaden angerichtet als durch homöopathische Arzneimittel.

10) Aber ich bin als Homöopath und ganz privat tatsächlich mit Ihnen einer Meinung: Die Homöopathie sollte nicht von den Kassen bezahlt werden. Allerdings habe ich dafür ganz andere Gründe als Sie.

11) Ihr Abschluss ist philosophisch. Sie zitieren noch einmal Herrn Becker:

Wir müssen uns auf eine gemeinsame, objektive Wirklichkeit einigen können... Sonst leben wir in einer postfaktischen Welt.

Dieser Satz impliziert, dass es eine objektive Wirklichkeit gibt, was heißt, dass es etwas gibt, was unabhängig vom menschlichen Bewusstsein existiert, das bekanntlich auch Subjektives enthält. Das Ideal einer objektiven Wirklichkeit ist damit auf die Medizin nicht anwendbar, weil bekanntlich an der Medizin Menschen beteiligt sind und damit Subjektivität.

Eine Einigung auf eine gemeinsame objektive Wirklichkeit ist aus zwei Gründen problematisch: erstens, weil wir die objektive Wirklichkeit nicht kennen, sondern nur über ihre Beobachtungen und Beschreibungen verfügen, die wir Fakten nennen. Und zweitens, weil eine Einigung über die objektive Wirklichkeit damit rechnen muss, dass im Prozess dieser Einigung auch subjektive Faktoren eine Rolle spielen, die das Bild der objektiven Wirklichkeit, auf das wir uns schließlich einigen (vermeinen zu einigen), verzerren. Wer hingegen um die Subjektivität weiß, wird sich wahrscheinlich wesentlich mehr in Über-

einstimmung mit der gesamten Wirklichkeit befinden als derjenige, der der Objektivitätsillusion anhängt. Das alles ist natürlich nur dann richtig, wenn wir überhaupt zwischen Subjektivität und Objektivität unterscheiden, was nicht zwingend ist.
Zu den "Fakten": Manchmal (wie bei Herrn Trumps Schätzung der Anzahl der Menschen, die bei seiner Amtseinführung waren) sind die Fakten eindeutig, aber nicht immer. Fakten sind Beobachtungen und Beschreibungen der Wirklichkeit, nicht die "objektive Realität" selbst. Da Beobachtungen und Beschreibungen aber von Menschen vorgenommen werden, sind innerhalb von Fakten sehr häufig (immer?) auch Spuren von Subjektivität vorhanden. In diesem Sinne ist die Idee, Fakten würden die objektive Realität 1:1 wiedergeben, eine Illusion. Demjenigen, der behauptet, Fakten seien die objektive Realität, möchte ich entgegnen, dass wir dann noch nie in einer faktischen Welt gelebt haben, dass also das Wort "postfaktisch" Unsinn ist.

Sehr geehrter Herr Balzter,

Ich würde gern mit Ihnen in einen Austausch über diese Themen treten. Wenn Sie daran auch interessiert sind, antworten Sie mir doch bitte.

Mit freundlichen Grüßen

Dr. Dieter Elendt

Keine Antwort

9. Mail an Herrn Sackmann

Am 10.3.2017 erschien ein Artikel von Herrn Christoph Sackmann unter dem Titel

"Warum es skandalös ist, dass 84 Krankenkassen Euch Homöopathie bezahlen".

https://www.finanzen100.de/finanznachrichten/wirtschaft/kommentar-warum-es-skandaloes-ist-dass-84-krankenkassen-euch-homoeopathie-bezahlen_H1648324800_390140/?SOURCE=7000002&ID_NEWS=390140&utm_source=focus&utm_medium=teaser&utm_content=main&utm_campaign=unser_netzwerk

Ich möchte einmal davon absehen, dass es im Deutschen immer noch unüblich und übergriffig ist, jemanden ungefragt zu duzen.
Dieser Artikel versucht insbesondere, die ökonomischen Aspekte der Homöopathie zu beleuchten, berührt dabei aber auch andere Themen.

D.E. an Christoph Sackmann:

Sehr geehrter Herr Sackmann,

Ich habe gerade Ihren Artikel zum Thema der Homöopathie gelesen und fühle mich genötigt, Ihnen dazu etwas zu schreiben.
Es geht mir nicht darum, dass Ihr Artikel tendenziös ist - das darf er natürlich als Kommentar. Es geht mir auch nicht darum, dass ich anderer Meinung bin. Das kommt vor. Es geht mir aber darum, dass Ihr Artikel von bemerkenswerter Unkenntnis zeugt und die Sache, über die Sie schreiben, in großen Teilen falsch darstellt (und diese Falschdarstellung ist eine objektive, also nicht Meinungs-abhängig).

Ihre Behandlungen sind teurer als bei normalen Ärzten.

Dies dürfte man nur sagen, wenn man die Basis dieser Aussage mit angibt. Eine Fotovoltaik-Anlage ist z.B. auch teurer als ein Hausanschluss beim öffentlichen Stromnetz, kann aber im Laufe der Zeit auch günstiger werden.
Eine homöopathische Erstanamnese kostet um die 100 Euro, fügt sich also ein in die Zeitbasis von Gesprächsleistungen (und es gibt Grenzen, wie oft man diese abrechnen kann). Psychotherapie etwa kostet auch

um die 100 Euro pro Stunde. Wenn man wöchentliche Psychotherapie-Sitzungen annimmt, kommt man auf ein Quartalsergebnis von um die 1000 Euro. das ist sehr viel mehr als das, was der Allgemeinarzt pro Patient verdient (dafür hat er natürlich auch weniger Zeit pro Patient). Sollte man deshalb Psychotherapie abschaffen?
"Normale Ärzte"? Für mich ist ein normaler Arzt der- oder diejenige, die oder der ein Medizinstudium absolviert und das Staatsexamen bestanden hat. Es würde mich interessieren, welche anderen Kriterien für Normalität Sie einführen möchten.

Manche übernehmen nur die Behandlung beim zugelassenen Heilpraktiker, manche zusätzlich noch homöopathische Medikamente.

Das ist so nicht richtig. Die gesetzlichen Krankenkassen übernehmen bisher grundsätzlich die Kosten für die homöopathischen Arzneimittel, die ganz normal rezeptiert werden können. Hingegen wird die Behandlung beim zugelassenen Heilpraktiker von den gesetzlichen Krankenkassen überhaupt nicht übernommen - meines Wissens ohne Ausnahme. Bei den privaten Krankenkassen ist das unterschiedlich.

Nicht jeder Versicherte sollte für den Glauben einiger weniger bezahlen.

Das erweckt einen falschen Eindruck. Die Mehrheit der Patienten in Deutschland (und ein Patient ist ja fast jeder) steht der Homöopathie positiv gegenüber. Um die 60 % haben schon homöopathische Arzneimittel eingenommen und 80 % von diesen meinen, dass sie geholfen haben (ehrlich gesagt finde ich als Homöopath diese Zahlen erstaunlich, denn meine Erfolgsquote war nicht so hoch). Das würde dann heißen, dass 40% für eine Leistung bezahlen, die sie nicht wollen. Ok, ich bezahle auch manchmal für Leistungen, die ich nicht will.
Über den Wirksamkeitsnachweis könnte man lange reden, aber ich vermute, dass Sie da nicht der Fachmann sind, so dass ich weit ausholen müsste. Das spare ich mir. Ich will Ihnen aber einfach sagen, dass die Studienlage bei weitem nicht so eindeutig ist, wie sie schreiben, sondern sich sogar eher der Homöopathie zuneigt. Dass es anders sei, haben Sie sicher einfach irgendwo abgeschrieben. Ist auch ok. Man kann nicht alles recherchieren..
Dass Sie dann Naturheilverfahren mit Homöopathie verwechseln, ist verzeihlich, Sie sind ja kein Fachmann.

Aber dann kommt der bemerkenswerte Satz:
Wir wollen hier gar keine Diskussion darüber starten, ob Homöopathie ein Werk Gottes oder des Teufels ist, denn das spielt gar keine Rolle.

Hier habe ich nicht die geringste Vorstellung, was Sie eigentlich damit sagen wollen. Mir ist auch keine derartige Diskussion über die Homöopathie bekannt. Insofern kann ich auch nichts zu diesem Satz sagen. Allerdings befremdet er mich sehr.

Stattdessen zahlen aber alle Homöopathie. Weil eben die Mehrzahl der "Kunden" daran glaubt. Eine gefühlte Wahrheit. Denn Homöopathie - wir können das gar nicht oft genug betonen - wirkt eben maximal durch den Glauben daran.

Woher wissen Sie das? Auch wenn man die Hypothese verfolgt, dass Homöopathie eine reine Placebo-Wirkung entfalte, würde das nicht bedeuten, dass diese rein durch den Glauben bedingt ist. Die Studien über den Placebo-Effekt sagen, dass es ein wenig komplizierter ist. Dass Sie in diesem Zusammenhang eine unangemessene Plural-Form für sich selbst verwenden, sei nur am Rande erwähnt.
Und wenn die Homöopathie durch den Glauben daran maximal wirkt: So what? (Ich weiß schon, dass Sie das anders gemeint haben...)

Eine Studie der TK aus dem Jahr 2015 mit 44.500 Versicherten hat sogar bewiesen, dass Homöopathie im Schnitt mehr Kosten verursacht und die Patienten auch länger krankgeschrieben ausfallen. Kurz: Die Behandlungen sind nicht nur unsinnig, sondern auch noch teurer als die normale Schulmedizin.

Ich vermute, dass Sie die betreffende Studie entweder nicht gelesen oder nicht verstanden haben. Sie sagt nämlich nicht aus, was Sie meinen. Es wurden zwei Gruppen verglichen: Solche, die einem Vertrag zugestimmt haben, der ihnen homöopathische Behandlung ermöglicht und solche, die das nicht getan haben. Ok, es gab auch eine Reihe von Korrekturen, um andere Einflussfaktoren auszugleichen. Es kam tatsächlich heraus, dass die Kosten in der "Homöopathie-Gruppe" höher waren. Es kam aber nicht heraus, dass die gestiegenen Kosten durch die Homöopathie (oder ausschließlich durch die Homöopathie) bedingt waren. Was Sie schreiben, ist also unrichtig.

Ich möchte Ihnen das an einem Beispiel deutlich machen:
Menschen, die gern und viel Champagner trinken, zeichnen sich wahrscheinlich durch höhere Lebenshaltungskosten aus als solche, die sich eher an Prosecco halten. Das ist wahrscheinlich statistisch nachweisbar. Es wäre aber falsch, zu behaupten, dass diese höheren Lebenshaltungskosten ausschließlich durch den Konsum von Champagner entstanden sind. Es könnte auch noch ein wenig Kaviar dafür verantwortlich sein.
Und was Sie nicht erwähnen, ist, dass es mehrere Studien gibt, die das Gegenteil als Ergebnis haben, nämlich, dass durch Homöopathie Kosten gespart werden.

Und wenn wir uns auf diese gefühlte Wahrheit einlassen, dann hätten wir hier noch eine weitere: Meine nächste Erkältung lässt sich bestimmt prima durch einen zweiwöchigen Hawaii-Urlaub heilen. Das ließe sich sogar empirisch beweisen und kostet nicht mehr als die Krankenkasse für homöopathische Leistungen im Jahr zur Verfügung stellt - aber keine Versicherung würde mir diesen Urlaub bezahlen.

Sehr geehrter Herr Sackmann, die betreffende Studie sagt, dass die Ausgaben in der Homöopathie-Gruppe innerhalb von 18 Monaten ca. 1400 Euro über der Nicht-Homöopathie-Gruppe liegen, also reden wir, wenngleich mit dem erwähnten Vorbehalt, über rund 1000 Euro pro Jahr. Würden Sie mir bitte ein Reisebüro nennen, das mir einen zweiwöchigen Hawaii-Urlaub für 1000 Euro anbietet (Prosecco ad libidum inbegriffen, aber nicht Champagner)? Ich würde gern mal nach Hawaii fliegen.
Und schließlich ist zu bemerken, dass die gesetzlichen Krankenkassen durchaus gewisse Behandlungsformen (etwa bestimmte Kur-Formen) finanzieren, die teilweise manche Urlaubs-Charakteristika aufweisen, allerdings nicht auf Hawaii, dafür aber zu deutlich höheren Kosten als ein realer Hawaii-Aufenthalt.
Auch wage ich Ihre Behauptung zu bezweifeln, es wäre empirisch beweisbar, dass ein zweiwöchentlicher Hawaii-Aufenthalt einen signifikant positiven Effekt auf den Verlauf einer Erkältung habe. Ich habe einfach nicht die geringste Vorstellung, wie man hier eine doppelte Verblindung vornehmen sollte. Ich muss Ihnen jedoch zugestehen, dass die Doppelverblindung nicht die einzige aussagekräftige statistische Methode ist. Dennoch könnte der Hawaii-Aufenthalt helfen, ohne dass man das nachweisen kann.

Desweiteren kann ich aus medizinischer Sicht Ihrem Vorschlag, beim Vorhandensein entsprechender finanzieller Möglichkeiten eine Erkältung mit einem Hawaii-Urlaub zu behandeln, nicht zustimmen. Besser wären zwei oder drei Tage zu Hause im Bett, liebevolle Pflege und sonst nichts (ok, statt des Champagners vielleicht Lindenblütentee oder ein steifer Grog). Überdies würden Sie, wenn Sie mit einer Erkältung nach Hawaii flögen, möglicherweise die Hälfte der Fluggäste anstecken, was weitere Kosten verursachen würde.

Homöopathische Behandlung kann wahrscheinlich den Verlauf von Erkältungen verkürzen (das sagen jedenfalls entsprechende Studien), ist aber nicht immer wirklich nötig. Ich selbst nehme in einem solchen Falle nichts ein (außer Lindenblütentee und einem steifen Grog). Aber auch wenn man sie vornimmt, würde eine homöopathische Behandlung einer Erkältung nur einen Bruchteil der von Ihnen ins Gespräch gebrachten Hawaii-Reise kosten, selbst wenn diese zum Preis von 1000 Euro zu haben wäre.

Wie auch immer... Ich wäre an einem Austausch zum Thema sehr interessiert.

Mit freundlichen Grüßen,

Dieter Elendt

Keine Antwort

10. Mail an Herrn Stöcker

Am 12.3.2017 veröffentlichte Herr Christian Stöcker einen Artikel auf "SPIEGEL online" mit dem Titel
"Die unsichtbare Teekanne".

http://www.spiegel.de/wissenschaft/mensch/homoeopathie-debatte-der-techniker-kaefermann-vs-krankenkasse-a-1138080.html

Der Ausgangspunkt waren zwei Tweets: Der eine fragte die Techniker-Krankenkasse, ob es saubere Studien gebe, die die Wirksamkeit der Homöopathie belegen. Die Techniker Krankenkasse fragte zurück, ob es denn saubere Studien gebe, die die Nichtwirksamkeit der Homöopathie belegten. Danach gab es wohl eine heftige Diskussion im Netz (die ich nicht verfolgt habe). Auf diese Problematik bezieht sich Herr Stöcker.

D.E. an Christian Stöcker (12.3.2017):

Sehr geehrter Herr Stöcker,

Ich möchte als Einzelperson zu dem von Ihnen veröffentlichten Artikel "Die unsichtbare Teekanne" Stellung beziehen. Ich möchte nur wenige Aussagen herausgreifen:

1) Sie beziehen sich auf die australische Homöopathie-Studie und bezeichnen diese als Metaanalyse. Das ist nicht richtig. Bei der australischen Studie handelt es sich um ein Review. Die über Homöopathie vorgenommenen tatsächlichen Metastudien ergeben – anders als Sie behaupten – mehrheitlich ein positives Ergebnis für die Homöopathie.

2) Man kann sich fragen, was eine "saubere" Studie ist. Nachdem der früher häufig geäußerte Verdacht, es gebe überhaupt keine Studien, die eine Effektivität von homöopathischer Behandlung nahelegen, entkräftet werden konnte, wird jetzt von den Homöopathie-Gegnern ein neues Kriterium gebraucht: Es sollen nicht nur positiv ausgegangene Studien sein, sondern sie sollen auch noch "sauber" sein (es gibt auch andere ähnliche Vokabeln). Die Bestimmungsstücke dieses Kriteriums werden allerdings nicht definiert. Allerdings impliziert das Adjektiv "sauber", dass es sich bei jenen Studien, die positiv für die Homöopathie ausgegangen sind, um "unsaubere" handelt. Die Konnotationen dieses Adjektivs befinden sich aber sehr in der Nähe des Be-

trugs-Begriffes (den man selbstverständlich nicht gebraucht, denn hierfür wäre dann doch ein Beweis erforderlich, weil dieser Vorwurf strafrechtliche Relevanz hätte).
Es wäre an dieser Stelle vielmehr angebracht, nicht derart schwammige Kriterien wie "sauber" zu gebrauchen, sondern sich an die gebräuchlichen Kriterien zur Einschätzung der Qualität einer Studie (Jadad, Cochrane) zu halten und über diese hinaus keine Qualitätsbeurteilungen abzugeben.

3) In der Tat war der Tweet der TK nicht gut überlegt.
Allerdings muss es auch kein wissenschaftstheoretischer Unsinn sein, Belege für die Nichtwirksamkeit einer Therapie (oder auch der Nichtexistenz eines bestimmten Gegenstandes) zu fordern (es kommt z.B. darauf an, welcher wissenschaftstheoretischen Schule man folgt).
Es gibt etwa durchaus Belege für die Nichtexistenz bzw. Unmöglichkeit eines Perpetuum mobile.
Zu erwähnen ist dabei auch, dass die meisten Gegner der Homöopathie einerseits passiv agieren, indem sie von der Homöopathie Wirksamkeitsnachweise fordern, andererseits aber auch aktiv, indem sie versuchen zu belegen, dass eine spezifische Wirkung der homöopathischen Arzneimittel nicht möglich sein kann. Das wäre dann in etwa der Versuch, die Nichtwirksamkeit einer Therapie zu belegen und somit "wissenschaftstheoretischer Unsinn". Auch die von Ihnen zitierte "Fliegensuppe" gehört in diesen Rahmen.
Man kann natürlich auch meinen, dass das doch kein wissenschaftstheoretischer Unsinn ist, wenn man etwa solchen Wissenschaftstheoretikern wie Feyerabend oder Spinner folgt (Popper nur partiell, Kuhn hingegen durchaus, wenngleich in einem etwas anderen Sinne). Wissenschaftstheorie mag ein wenig komplizierter sein als es solche plakativen Aussagen wie die von Ihnen zitierte behaupten.
Wohlgemerkt spreche ich hier (wie auch Sie) von einem Beleg, nicht von einem Beweis. Einen Beweis stellt übrigens auch eine positiv ausgegangene Doppelblindstudie nicht dar und eine Metastudie ebensowenig. Es bleibt immer eine gewisse Wahrscheinlichkeit, dass das Ergebnis zufällig bedingt sein könnte. Die Beurteilung dieser Wahrscheinlichkeit hängt gewiss auch von sogenannten Plausibilitäts-Bias ab, der dafür sorgt, dass im allgemeinen Ergebnisse, die im Rahmen der (bewusst oder unbewusst) vereinbarten Welt- und Menschenauffassung plausibel sind, höher bewertet werden als solche, die nicht als plausibel angesehen werden. Näheres dazu kann unter anderem man bei dem schon erwähnten Kuhn nachlesen.

4) Ihre Auffassung, dass die schwer zu bestreitende Wirkung der Homöopathie auf das Gespräch zurückzuführen ist, ist eine unbewiesene Ad-hoc-Hypothese (was Sie ja auch schreiben).

5) Dann schreiben Sie noch von wissenschaftlichen Grundprinzipien. Welche meinen Sie denn damit?

Sehr geehrter Herr Stöcker,

Ich wäre sehr interessiert, über diese Dinge mit Ihnen in respektvollen Austausch treten zu können, denn es ist meine wissenschaftstheoretische Überzeugung, dass es der offene Austausch verschiedener Auffassungen ist, der uns dazu verhilft, uns ein Stück weiter der Wahrheit anzunähern, nicht jedoch die Dämonisierung bestimmter Auffassungen.

Im übrigen bin ich ganz persönlich der Meinung, dass die gesetzlichen Krankenkassen die Homöopathie nicht bezahlen sollten, allerdings aus ganz anderen Gründen als Sie.

Mit freundlichen Grüßen,

Dieter Elendt

Keine Antwort

11. Artikel von Norbert Schmacke

Dieser Artikel erschien am 13. 3.2017 im Westfälischen Ärzteblatt. Anders als all die bisher zitierten Artikel ist er von einem Arzt geschrieben. Der Grad von Intoleranz, Wut und Hass ist gleichwohl von allen anderen hier zitierten Artikeln unerreicht.
Mein eigentliches Vorhaben war ja, darzustellen, wie Homöopathie in den öffentlichen und allgemein zugänglichen Medien dargestellt wird. Insofern ist dieser Artikel ein Sonderfall, denn er wendet sich an eine kleinere Anzahl von Personen, eben an Ärzte. Aber er dürfte als Beispiel dafür, wie weit jemand gehen kann, doch auch von allgemeinem Interesse sein.

D.E. an Norbert Schmacke (15.3.2015):

> Sehr geehrter Herr Professor Schmacke,
>
> Ich möchte hier zu Ihrem Artikel "Evidenz - Glaube - politische Adelung" ein paar Bemerkungen anbringen.
> Zunächst meine ich, dass der Ton, in dem Sie diesen Artikel verfasst haben, eines Akademikers unwürdig ist. Es handelt sich hier um ein wütendes Pamphlet und nicht um eine nüchterne und rationale Auseinandersetzung. Und es tut mir ehrlich Leid, dass ich in dieser Antwort an einzelnen Stellen einen qualitativ ähnlichen, wenn auch gemäßigteren Ton anschlagen werde. Aber es geht nicht anders. Wie man in den Wald hineinruft...
> Es ist aber doch nötig, von diesem Ton abzusehen und auf Inhalte einzugehen (sofern diese hinter Ihrer Polemik überhaupt sichtbar werden).
> Dann schreiben Sie, dass sich die akademische Medizin seit Jahrhunderten mit alternativen Behandlungskonzepten auseinandersetzen muss. Nun ja, das mag ja so sein. Und das ist auch in Ordnung. Hätte diese Auseinandersetzung nicht stattgefunden, wären wir wahrscheinlich heute noch bei der Galenischen Säftelehre.
> Rationalität bedeutet auch, dass man zu Gunsten von Argumenten seinen Zorn und seinen Haß auch einmal hintanstellen kann und das Gegenüber im Disput auf Augenhöhe wahrnimmt. Ich will das versuchen, obwohl Sie mit Ihrem Artikel eine Vorlage geliefert haben, die das recht schwer macht.
> Sie schreiben davon, dass die CAM (complementary and alternative medicine) die Integration in die Medizin begehrt. Das würde bedeuten, dass sie der CAM absprechen, dass es sich hierbei um Medizin han-

delt. Merkwürdigerweise ist aber der Begriff Medizin" im in Frage stehenden Begriff bereits vorhanden. Es ist ja auch nicht so, dass die Hersteller von Elektroautos die Integration in die Gemeinschaft der Autobauer eigens begehren müssen.
Weiter behaupten Sie, dass das Konstrukt CAM irrational sei. Die Frage ist, was Sie damit meinen. Wenn es etwa nur bedeutet, dass ein Sachverhalt von der Vernunft nicht fassbar ist (ebensowenig wie vom gegenwärtigen Stand der Wissenschaft), dann haben Sie z.B. in Bezug auf die Homöopathie durchaus Recht. Die Frage ist, inwieweit diese Art von Irrationalität für die medizinische Praxis bedeutsam ist. Aber das ist ein weites Feld, Luise.

Sie bemängeln weiter, dass ... *Deutschland Verfahren wie die Homöopathie oder die Mistel gesetzlich schützt, obwohl es sich um zweihundert Jahre alte von Beginn an unbewiesene Verfahren handelt.*

Vermutlich meinen Sie an dieser Stelle nicht die Mistel, sondern die Mistel*therapie*. Diese ist aber entweder älter oder jünger als die Homöopathie, die in der Tat um die 200 Jahre alt ist. Wenn Sie von der Misteltherapie nach Rudolf Steiner reden, so ist diese ziemlich genau 100 Jahre alt und wenn Sie von der Anwendung der Mistel als Heilpflanze reden, so sind es wohl ein paar Jährchen oder Jahrhundertchen mehr (man findet sie z.B. bei Hildegard von Bingen als Heilpflanze). (Hahnemann hingegen hat die Mistel zwar im "Apothekerlexikon" erwähnt, nicht aber in seiner homöopathischen Arzneimittellehre.)

CAM präsentiert neben vielen eher schlicht gestrickten Lobbyisten und Kaufleuten immer wieder auch wortgewaltige Vertreter im vollen Ornat der Wissenschaft.

Sehr geehrter Herr Schmacke, an dieser Stelle begeben Sie sich eindeutig jenseits der Grenzen des Respekts vor Kollegen und der akademischen Redlichkeit und befinden sich eindeutig auf der Seite der eigenen Selbstüberhebung. Denn auch Sie treten mit Ihrem Artikel im vollen Ornat der Wissenschaft auf...
Sie versuchen zwar, ihre Auffassung zu begründen, es gelingt Ihnen aber nicht. Sie verwenden da den Begriff *rhetorische Nebelkerzen* für Auffassungen, die in der Wissenschaftstheorie zwar nicht unbedingt von allen, die auf diesem Gebiet tätig sind, geteilt, aber doch von allen respektiert werden. Solchen Leuten wie Ludwig Fleck (bei dem die Be-

griffe "Denkstil" und "Denkkollektiv" zentral sind) oder auch u.a. Popper, Feyerabend und Spinner (bzw. denen, die sich auf sie berufen) vorzuwerfen, *rhetorische Nebelkerzen* zu entzünden, ist respektlos und wiederum eines Akademikers unwürdig. Das gilt auch, wenn Sie die genannten Autoren nicht kennen sollten.
Dann heben Sie darauf ab, dass Galilei, Kant und Einstein zitiert werden. Darf man das nach Ihrer Meinung nicht? Die Beeindruckung des Bildungsbürgertums formulieren Sie als vermutetes Ziel solcher Aktionen. Ich verstehe das nicht, vermute aber gewisse Vorbehalte gegenüber einer Schicht, der Sie wohl selbst angehören. Ich kann darüber aber weiter nichts sagen, weil ich Sie nicht persönlich kenne.
Dann unterstellen Sie dieser Schicht, auf *permanenten Reisen der Sinnsuche* zu sein. Ok, so geht es mir auch. Ich finde, Sinnsuche ist keine schlechte Sache. Was Sie hingegen bezwecken, ist offenbar, jene, die nach Sinn suchen, zu diffamieren. Nur: was hat das alles mit Medizin zu tun? Ach ja, die sinnsuchenden Bildungsbürger stehen nach Ihrer Meinung der Medizin skeptisch gegenüber. Kann man eigentlich noch größeren Unsinn schreiben?
Weiter bemängeln Sie, dass die CAM-Leute in eigenen Medien über Erfolge berichten. Meinen Sie etwa, sie dürften das eigentlich nicht? Ich kann nicht für das ganze von Ihnen "CAM" genannte Gebiet sprechen, sondern nur für Homöopathie, da ich nur davon etwas verstehe.
Da gehen Sie oberflächlich auf einen Bericht von "WissHom" ein und formulieren, die dort zitierten Studien seien *einschlägig bekannt*. Mir erschließt sich nicht, was das Wort "einschlägig" in diesem Zusammenhang bedeutet. Und dann soll seitens von WissHom auch noch verschwiegen werden, dass diese (dort zitierten) Studien *einschlägig bekannt* sind. Es tut mir Leid: Das verstehe ich nicht, denn Sie machen nicht deutlich, worauf sich das Wort "einschlägig" bezieht.
Dann sagen Sie, kritische Bewertungen würden in den Metaanalysen verschwiegen. Auch das ist schwer verständlich. Meinen Sie, dass die Autoren der Metaanalysen kritische Bewertungen verschweigen oder meinen Sie, dass diejenigen, die Metaanalysen zitieren, kritische Bewertungen verschweigen, die in den Metaanalysen stehen?
Im letzteren Falle muss man differenzieren zwischen den Ergebnissen und ihrer Bewertung, wie sie von den Autoren der Studie vorgenommen wird. Die Ergebnisse sind die Ergebnisse und sonst nichts. Die Bewertung mag durchaus auch beinhalten, dass die Ergebnisse im Rahmen der gegenwärtigen Wissenschaft nicht plausibel sind, was aber die Ergebnisse selbst nicht ändert. Ist es womöglich das, was Sie meinen?

Dann unterstellen Sie, dass der *harte Kern* der Anhänger von CAM zu wissenschaftlichen Methoden nicht befähigt ist oder die Beschäftigung damit ablehnt. Das ist wieder eine Diffamierung, die Sie nicht belegen. Ebensowenig sagen Sie aus, wie sich denn dieser *harte Kern* auszeichnet. Ich selbst scheine jedenfalls nicht dazuzugehören, obwohl ich Homöopath bin, denn ich habe gar nichts gegen wissenschaftliche Methoden und denke auch nicht von mir, dass ich dazu nicht befähigt bin. Es könnte natürlich sein, dass Sie an dieser Stelle auf eine simple Aussage zielen, die Sie nur etwas verbrämen, etwa wie "Homöopathen sind doof". So etwas gehört dann aber eher auf Schulhofsmauern als in eine medizinische Zeitschrift.

Sagen wir es so: Wenn Sie meinen, dass Sie selbst zur Ausübung wissenschaftlicher Methoden befähigt sind (was ich nicht anzweifle), dann sollten Sie diese auch anwenden und nicht in eine wütende Polemik verfallen.

Dann bemängeln Sie, dass die *wissenschaftliche Debatte über Placeboeffekte bzw. Kontextfaktoren* von den Vertretern der CAM nicht zur Kenntnis genommen bzw. nicht verstanden werde. Das ist zumindest für die Homöopathie nicht richtig, denn hier gibt es eine breite Diskussion über eben jene Effekte. Nun gut, nicht jeder Homöopath ist daran beteiligt, aber das ist nicht anders als in der als wissenschaftlich fundiert bezeichneten Medizin.

Leider gelingt es Ihnen auch an dieser Stelle nicht, ohne Polemik auszukommen, indem Sie in Klammern von der *Droge Arzt* und vom *Abfackeln von Weihrauch* schreiben. Auch das ist eines Wissenschaftlers und Arztes unwürdig.

Und dann das Geld! Ist es nicht furchtbar, dass es *Teile der Ärzteschaft* gibt, die *unverblümte wirtschaftliche Interessen* haben? Sollte man sie womöglich besser "verblümen"? Nun ja, als ich noch praktizierte, war es so, dass ich damit meinen Lebensunterhalt verdient habe und es dürfte bis heute den meisten Ärzten so gehen. Aber vielleicht ist es ja bei den Anwendern von CAM besonders schlimm, wenn sie Geld damit verdienen.

Was Sie ganz besonders aus dem Blickwinkel verloren haben, ist, dass es darum geht, jene alternativen Methoden verantwortungsbewusst anzuwenden und in jedem einzelnen Fall abzuwägen, welche Methode in welchem Fall anzuwenden ist. Das ist in der wissenschaftlich fundierten Medizin so und in der sogenannten CAM. Falls dabei grobe Fehler passieren, ist das strafrechtlich relevant. Aber von Fehlern sprechen Sie ja nicht, sondern davon, dass die ganze CAM ein Fehler bzw. (implizit) ein Verbrechen ist.

Ich möchte Ihnen gern anbieten, dass wir vielleicht in Austausch über diese Themen treten, dafür wäre allerdings eine deutliche Mäßigung Ihrerseits nötig (die dann auch eine Mäßigung meinerseits zur Folge hätte), denn mit jemandem, der so voller Wut und Haß ist und dadurch seine eigentlich vorhandene Rationalität und wissenschaftliche Nüchternheit so vollkommen verliert, wie es mir bei Ihnen zu sein scheint, pflege ich normalerweise nur therapeutischen Umgang.
Dennoch würde ich mich über eine Antwort Ihrerseits freuen.

Mit freundlichen Grüßen,

Dieter Elendt

Keine Antwort

Nachwort: Fakten und alternative Fakten

Der Titel dieses Büchleins ist provozierend und er ist durchaus auch so gemeint.

Das Wort von den "alternativen Fakten" stammt ja aus dem Umkreis des gegenwärtigen Präsidenten der U.S.A. und es sollte wohl bedeuten, dass es wohl Fotos gebe, auf denen zu sehen sei, dass auf Obamas Amtseinführung mehr Leute waren als auf Trumps, aber dass man das eben auch anders sehen könne. Die Aussage "Ich sehe das aber anders" ist schon immer beliebt. Manchmal möchte man daraufhin fragen, ob derjenige auf LSD oder blind sei (letzteres würde nur "Ich sehe das aber nicht so" rechtfertigen).
Im Falle Trump ist es einfach. Gegen die Fotos kann man ernsthaft nur einwenden, sie seien gefälscht (was nicht unmöglich, aber doch sehr unwahrscheinlich ist).

Es ist aber nicht immer so einfach (obwohl es sich manche so einfach machen). Man muss doch die Wirklichkeit unterscheiden von unseren Wahrnehungen und Deutungen! Aber können wir das? Es mag eine unabhängige Wirklichkeit geben außerhalb unserer Wahrnehmung und Interpretation, aber den Filter zwischen dem "da draußen" und uns selbst bekommen wir einfach nicht weg. Auch nicht mit der Wissenschaft.

Manchmal ist es einfach (wie bei Trump):

Wenn jemand behauptet, es gebe keine Schwarzen Schwäne, kann man ihn leicht dadurch widerlegen, dass man einen schwarzen Schwan vorzeigt.
Dennoch sind die Argumente des Leugners der Existenz von schwarzen Schwänen damit nicht vollkommen erschöpft. Er kann noch folgendes vorbringen:

1) "Der ist nicht schwarz, allenfalls dunkelgrau." Es gibt aber auch etwas dunklere weiße Schwäne. Wo ist dann eigentlich die Grenze?"

2) "Das ist kein Schwan, denn alle Schwäne sind weiß. Das ist vielmehr ein Schwarn."

3) "Ich sehe einen schwarzen Schwan vor mir, ein Einzelbeispiel bedeutet aber nicht, dass unsere Theorie, alle Schwäne seien weiß, falsch sei."

4) "Sie verstehen nichts von wissenschaftlichen Methoden, das, was Sie da vorbringen, ist wissenschaftlich irrelevant."

5) "Dieser Schwan ist schwarz eingefärbt. Betrug!

Bei der Frage, ob es Einhörner gebe, ist es ähnlich, aber doch anders, da es noch niemals geschehen ist, dass jemand ein Einhorn an der Leine zum Zoo geführt hat. Es ist zwar richtig, dass es keine Studie gibt, die die Nichtexistenz von Einhörnern beweisen kann, dennoch sagen alle Studien und alle Erfahrungen aus, dass es höchstwahrscheinlich keine Einhörner gibt[7].
Das ist das Problem der Techniker-Krankenkasse, vor dem sie kürzlich nach einem Tweet stand, der wirklich nicht besonders clever, aber auch nicht wirklich dumm war. Die Meinung, dass man nicht wirklich beweisen könne, dass es etwas nicht gebe[8], ist zwar richtig, aber die Tatsache, dass noch niemand ein echtes Einhorn vorgezeigt hat, spricht schon sehr dafür, dass es keine Einhörner gibt. Solange niemand eins vorzeigt.
Mit der Homöopathie – und mit der Medizin überhaupt – ist es etwas schwieriger. Es wird möglicherweise nicht sicher möglich sein zu beweisen, dass Homöopathie wirkt. Zu beweisen, dass sie nicht wirkt, ist vielleicht noch etwas schwieriger. In der Praxis werden sich aber für beide Auffassungen Anhaltspunkte finden lassen.
Aber es ist noch schlimmer: Man kann von jenem Patienten von Seite 56 berichten, der alle zwei Wochen Migräne hatte mit zunehmender Tendenz und nach einer einzigen Gabe eines homöopathischen Arzneimittels nie wieder. Aber man kann auch von einer Patientin berichten, die (hoffentlich nacheinander) 20 verschiedene homöopathische Mittel erhalten hat und es ging ihr immer noch nicht besser.
Da sind wir genau bei dem Thema der alternativen Fakten. Beide Fakten sind richtig, aber beide sagen Verschiedenes aus.
Und dann gibt es gar noch Fakten, die irgendwie "dazwischen" sind, oder beides, wie jene Patientin, die seit vielen Jahren von Hustenreiz geplagt war, der ich ein Mittel gab und binnen zwei Wochen war der Husten weg und blieb ein Jahr weg. Dann kam er wieder und das alte Mittel half nicht mehr, aber auch keines der sorgfältig gewählten neuen.

---

[7] Ich muss hier eine Literaturempfehlung aussprechen: James Thurber: "Das Einhorn im Garten".
[8] Man denke dabei auch an Hempels Paradox.

Es ist richtig, dass wir, wenn wir aus diesen "alternativen Fakten" allgemeingültige Aussagen destillieren wollen, nicht bei ihnen stehenbleiben sollten, sondern dass wir Studien brauchen.
Merkwürdigerweise sind aber diese Studien – ob nun doppelblind oder nicht – auch nicht eindeutig.
Also brauchen wir Metastudien. Aber auch die sind nicht eindeutig.

Es gibt mehrere Probleme bei alldem:

Metastudien

können durch die Auswahl der Ein- und Auschlusskriterien manipuliert werden. So kann man etwa mit dem Computer leicht durchspielen, wie die Probandenzahl sein muss, dass es das eine oder das andere gewünschte Ergebnis gibt. Bei der sogenannten Shang-Studie aus dem Jahr 2005 wurde das von verschiedenen Seiten versucht. Das ist zur Genüge veröffentlicht, so dass ich hier keinen weiteren Kommentar hinzufügen muss.

Die Studienqualität

Von Homöopathie-Gegnern wird häufig behauptet, es gebe keine Studien (bzw. keine Doppelblindstudien) mit positivem Ergebnis für die Homöopathie. Da das beweisbar nicht stimmt, wird diese Aussage dann umgeformt in: "Es gibt keine 'qualitativ hochwertigen', 'aussagekräftigen', 'bedeutenden', 'sauberen' usw. Studien..."
Die Frage ist, nach welchen Kriterien diese Attribute eingeschätzt werden: nach wissenschaftlichen oder nach intuitiven Kriterien. Eigentlich habe ich ja nichts gegen intuitive und überhaupt subjektive Kriterien, aber hier führen sie zu dem merkwürdigen Phänomen, dass ein und dieselbe Studie oder Metastudie von Homöopathen und Homöopathie-Gegnern vollkommen diametral eingeschätzt wird. Dadurch kommt es – jenseits vom eigentlichen Studienergebnis – zu einem Deutungskampf, der nicht mehr nur wissenschaftlich und nicht mehr nur subjektiv ist, sondern auch von Fragen der Macht abhängt.

Wenn das so ist, dann stellt sich die Frage, über was wir eigentlich reden: über die Wirklichkeit oder über ihre Deutungen? Hinsichtlich der Fakten könnte man sich dann die Frage stellen, was denn Fakten sind: Die Wirklichkeit oder bereits ihre Deutung? Man kann sich weiter fragen, ob es Menschen oder Institutionen gibt, die auf Grund ihrer Macht die Fähigkeit haben zu bestimmen, was Fakten sind.

So wird die Homöopathie gelegentlich als "postfaktisch" bezeichnet, etwa im "ZEIT"-Artikel von Dagny Lüdemann[9].
Die Frage ist, wer über die Deutungshoheit verfügt, zu bestimmen, was Fakten sind (die zweite Frage wäre dann, welche Dynamik dabei vorhanden ist).
Wer könnte das sein?

Die Wissenschaft?
Die Wissenschaft deutet gar nichts. Menschen, Wissenschaftler deuten und dadurch entstehen auch innerhalb der Wissenschaft, sogar innerhalb eines Fachgebietes, Meinungsverschiedenheiten bis Kämpfe.

Die Politik?
Natürlich verfügt die Politik über die Macht, bestimmte Deutungen der Wirklichkeit zu präferieren und sie übt diese auch aus. Sonst gäbe es ja keine Parteien.

Die Justiz?
Hierüber maße ich mir kein Urteil an, nicht einmal eine Meinung.

Die Medien?
Nun, die eigentliche Aussage dieses Büchleins ist, dass die Medien eine erhebliche Deutungsmacht haben und diese auch gelegentlich missbrauchen, indem sie bestimmte Deutungen der Wirklichkeit bevorzugen, ohne dass es dafür zureichende Gründe gibt. Im Falle der Homöopathie ist das sehr deutlich.

Andere Interessengruppen?
Sicher gibt es andere Interessengruppen. Homöopathen wird dabei eine intensive Lobbyarbeit vorgeworfen, andererseits hört man von manchen Homöopathen, die negativen Berichte über die Homöopathie in als seriös geltenden Medien seien von der Pharmaindustrie lanciert, die sich Sorgen um ihren Gewinn macht. Mein Vorschlag ist, von derartigen Mutmaßungen von allen Seiten Abstand zu nehmen, es sei denn, man hätte Beweise für sie.

Moden?

---

http://www.zeit.de/wissen/umwelt/2016-11/homoeopathie-naturheilkunde-heilpraktiker-alternativmedizin-arzneimittel-postfaktisch

Es kann sein, dass bestimmte Anschauungen durch Einzelne in die Welt gesetzt werden, dort mit anderen in Resonanz geraten, ein Eigenleben gewinnen und schließlich zu einer Massenbewegung werden, die durchaus einen versklavenden Charakter hat. Gegenteilige Anschauungen haben dann keine Chance mehr zu einer direkten Auseinandersetzung, sondern können nur in Nischen überleben (wenn überhaupt).
Diese Moden können durchaus in unterschiedlichen Bereichen und Gruppierungen verschieden sein (siehe etwa die erwähnte vollkommen unterschiedliche Darstellung von Homöopathie in den als seriös geltenden Medien und sogenannten "Frauenzeitschriften").
Es ist schwer, sich Moden zu entziehen, weil diese Sicherheit verschaffen. Ein Nischendasein oder gar das offene Aufbegehren[10] ist immer schwirig und risikobehaftet.

Ich denke, dass dieses Phänomen der Moden hauptsächlich für die Darstellung der Homöopathie in den als seriös geltenden Medien verantwortlich ist. Das Problem ist, dass eine Mode immer Unwahres enthält, weil sie das Wahre an dem, was nicht der Mode entspricht, negiert. Das Problem ist weiter, dass uns die Mode die trügerische Sicherheit verspricht, dass wir Wissende sind (und andere unwissend). Das gilt übrigens auch für die Sichtweise innerhalb der Homöopathie.

Aber dabei wissen wir doch so wenig!

Was können wir tun?

Mit "wir" sind nicht nur die Homöopathen oder die Gegner der Homöopathie gemeint, sondern alle, denn wir alle sind Teile von Moden bzw. Ausgeschlossene (bzw. sich selbst Ausschließende) von anderen Moden.

Ich denke, dass die einzige Lösung der Pluralismus ist. Und damit meine ich nicht nur den Meinungspluralismus im Sinne von "jeder kann doch meinen, was er will, ich meine, was ich meine". Ich denke vielmehr (Spinner und anderen folgend) an den Pluralismus als Instrument der Erkenntnis.
Ich muss da noch einmal John Stuart Mill zitieren (ein Zitat, das sich bereits in einer der oben zitierten E-Mails findet):

---

[10] Das Nischendasein ist da noch sicherer. Sofern man dort nicht allein ist, gibt es Unterstützung gegen die Böse Welt da draußen, aber wiederum um den Preis der Versklavung.

Seltsam ist, daß man zwar die Triftigkeit der Gründe für Meinungsfreiheit anerkennt, sich aber dagegen verwahrt, daß sie "auf die Spitze getrieben wird". Man begreift dabei nicht, daß die Gründe nur dann überhaupt und ohne Einschränkung zutreffen, wenn sie auf den äußersten Fall anwendbar sind. Seltsam ist es auch, daß die Menschen zwar keinen Anspruch auf Unfehlbarkeit erheben, indem sie zugeben, daß freie Erörterung über alle irgendwie zweifelhaften Frage stattfindet, daß aber gewisse Prinzipien oder Lehren außerhalb jeder Erörterung bleiben sollen.
John Stuart Mill: Über die Freiheit

Das ist schon extrem. Das würde bedeuten, dass auch Leute, die meinen, die Erde sei innen hohl und wir würden an der Innenseite leben, nicht nur ein Recht haben sollten darauf, dass sie das denken, sondern auch ein Recht darauf, dass sie das behaupten und sogar darauf, dass sie ein Podium für diese abstruse Theorie erhalten.
Die Auffassung von Mill, von Popper, Feyerabend, Spinner und anderen ist offenbar, dass sich abstruse Theorien "ausverdünnen", sofern sie öffentlich diskutiert werden können. Ein paar Leute werden immer übrig bleiben, die meinen, die Erde sei hohl, aber die stören das Gemeinwesen nicht weiter. Sofern wir aber verbieten zu sagen, die Erde sei hohl, ja selbst dann, wenn die Leute, die das meinen, keine Chance in als seriös geltenden Medien haben, ihre abstruse Meinung zu äußern, werden parallele Meinungswelten entstehen, die sich um so mehr verfestigen als sie kein öffentliches Gehör finden. Dann sprechen wir schließlich von Verschwörungstheorien, was wiederum zur Verfestigung der alternativen Meinungen beiträgt.

Es kann durchaus sein, dass, wenn die Homöopathie tatsächlich öffentlich diskutiert würde (was erfordern würde, dass sie auch jenseits von oberflächlichen und obskuren Medien gehört wird), schließlich das Ergebnis herauskäme, dass sie an Bedeutung verlöre.
Dann wäre das zwar nicht unbedingt die Wahrheit, aber doch das Ergebnis eines weitgehenden gesellschaftlichen Konsenses. Es könnte aber auch das Gegenteil herauskommen...

Wir wissen es nicht.

Der wesentlichste Teil der "checks and balances" in einer offenen Gesellschaft besteht darin, dass es sich tatsächlich um eine offene Gesellschaft handelt.

Der Limerick: Beispiele einer textkritischen Analyse vom Blickwinkel der polemischen Homöopathie

Teil 5: Der Limerick als aufklärerische Provokation

von Anonymus

Der Verfasser des Limericks, den ich heute vorstellen möchte, legt selbst Wert darauf, anonym bleiben. Er hat Angst, dass er, wenn er seine Urheberschaft veröffentlichen würde, ebensolche Todesdrohungen erhalten könnte wie die arme Frau Grams, nur eben aus dem anderen "Lager". Jedoch ist mir – Anonymus – die Identität des Verfassers bekannt und ich würde sie unter der Folter (und schon bei deren Androhung) sofort preisgeben. Nennen wir also den Verfasser des Limericks "Anonymus" (ich bin es nicht)[11].
Hier also der neue Gegenstand der Betrachtung:

> *Ein ernsthafter Edzard aus Exeter*
> *Am homöopathischen Rad dreht er.*
> *So watet er knietief*
> *Im Alternativmief*
> *Und ist schon ein rechter Miesépeter.*

Zunächst (meine eifrigen Leser kennen das bereits) sollen die formal-literarischen Qualitäten des Limericks beleuchtet werden, denn sie sind wichtiger als der direkte Inhalt und das, worauf der Inhalt verweist.
Das Versmaß ist grob in Ordnung, der Reim... Nun ja... "Exeter" und "Rad dreht er", da kräuseln sich doch ein wenig die Fingernägel. Ich bin aber mittlerweile solche falschen Reime in Limericks gewohnt und kann das aushalten. Aber Miesepeter auf Exeter! Eigentlich geht das gar nicht.
Anonymus ist zweierlei zu Gute zu halten: Erstens setzt er einen Akzent, so dass das zweite E in "Miesepeter" betont werden sollte, wodurch sich ein im Großen und Ganzen anständiger Reim ergibt.

---

[11] Ich bin mir nicht sicher, wie man im Lateinischen hinsichtlich des "Gender-Mainstreams" korrekt formuliert. Es sei nur so viel gesagt, dass es sich bei jenem Anonymus und mir selbst um eine Frau wie auch einen Mann handeln könnte. Die sexuellen Präferenzen des Limerick-Autors zu beleuchten, halte ich in diesem Rahmen hingegen nicht für angemessen. Ich selbst besitze einen Goldfisch.
Zu bemerken ist noch, dass ich die Bemühungen des Herausgebers bewundere, in seinem eigenen Beitrag zu diesem Band auch das Geschlecht der Personen, die er *nicht* zitiert, geheim zu halten. Das ist ein wichtiger und unbedingt zu befürwortender Schritt zur Sterilität von allem.

Zweitens, liebe Leserinnen und Leser, ist es verdammt schwierig, ein sich reimendes Wort auf "Exeter" zu finden[12]. Man muss sagen, dass eine solch geniale Reimidee wie im legendären "Timbuktu"- Limerick eine absolute Ausnahmeerscheinung ist.
Anonymus hat mir im Geheimen ein Wort verraten, das am Ende des Limericks stehen könnte und sich wunderbar reimt. Ich muss jedoch sagen, dass ich verstehe, warum Anonymus von der Verwendung dieses Wortes Abstand genommen hat. Auch ich konnte ein gewisses Erröten nicht verbergen (und ich bin als Literaturwissenschaftler einiges gewöhnt).

Der Herausgeber hat mir gesagt, dass der im Limerick gemeinte Edzard Ernst nicht näher vorgestellt werden muss, da er in Homöopathen-Kreisen wohlbekannt ist. Er ist als Professor einer der wenigen, die die Auflösung ihres Fachgebietes angestrebt haben. Er hat es nicht geschafft...

Ernst, Aufklärung und Lügen

An dieser Stelle muss ich etwas ernsthafter werden als meine eifrigen Leser und Leserinnen gewohnt sind.
Das hat auch damit zu tun, dass sich der Hauptautor und Herausgeber dieses Bandes allen Ernstes weigert, eine ernsthafte Diskussion mit jemandem anzufangen, durch den er indirekt der Lüge bezichtigt wird[13].

---

[12] Man muss an dieser Stelle anmerken, dass die Erwähnung des Herkunfts- bzw. Wirkungsortes keine Rückschlüsse auf die menschlichen, wissenschaftlichen oder künstlerischen (oder gar politischen) Qualitäten der betreffenden Person zulässt (was auch gilt, wenn die von mir verehrten Lou Reed und John Cale in Bezug auf Andy Warhol texten, aus Pittsburgh käme kein Michelangelo). Um das zu illustrieren, sei der Herkunftsort des Herausgebers dieser Schriftenreihe genannt (selbstverständlich mit seinem Einverständnis): Heyerode. Ebensowenig lässt der gegenwärtige Wohnort des Herausgebers – Icod de los vinos – Rückschlüsse auf seine hauptsächliche Tätigkeit zu.
[13] Er geht dabei so weit, dass er meint, er würde diese Diskussion selbst dann verweigern, wenn das Gegenüber dazu bereit wäre (was, wie er meint, nicht zu erwarten ist). Hier übrigens das Zitat von Edzard Ernst, welches mir vom Herausgeber herübergereicht wurde (es bezieht sich auf die Homöopathen):
Früher habe ich immer gedacht: Na gut, die sind eben ein bisschen überenthusiastisch, ein bisschen verblendet und realitätsfremd. Aber inzwischen bin ich mir sicher: Viele lügen wie gedruckt, das ist gar nicht anders zu erklären. Die wissen es eigentlich besser. Aber stattdessen nutzen sie ihre Kenntnis der Wissenschaft, um die Leute hinters Licht zu führen.
(http://www.spiegel.de/wissenschaft/medizin/medizinprofessor-ernst-die-homoeopathie-ist-ein-dogma-a-706257.html)
Man bedenke, was Edzard Ernst da sagt: Es ist möglich, durch die Kenntnis der Wissenschaft die Leute hinters Licht zu führen! Machen das andere Leute als die Homöopathen womöglich auch?

Daher hat er sich auch geweigert, in seinem Artikel wesentlich auf das, was Herr Ernst behauptet, einzugehen. Deshalb fühle ich mich genötigt, trotz mangelnder Fachkenntnis und angeregt durch den og. Limerick ein paar ernsthafte Worte zu schreiben, um diese Lücke nicht auszufüllen, aber doch zumindest deutlich zu machen.

Herr Ernst geriert sich gern als Vertreter der Aufklärung: das helle Licht der Aufklärung gegenüber dem (zumindest) knietiefen Sumpf des Alternativmiefs (um mit den Worten von Anonymus zu sprechen).
Die Frage ist, was man unter Aufklärung versteht. Ich persönlich bin mit diesem Begriff das erste Mal konfrontiert worden, als es um irgendwelche Geschichten mit Blümchen und Bienen und später Jungs und Mädchen ging. Diese Aufklärung war eher eine Belehrung als eine Anleitung zum Selbst-Fühlen, Selbst-Denken und Selbst-Tun (das Selbst-Tun wurde in dieser Beziehung eher als zumindest gegenwärtig nicht empfehlenswert und allenfalls in einer fernen Zukunft erlaubt dargestellt).

An dieser Stelle sehen wir zwei verschiedene Formen von Aufklärung.
Die eine ist die Belehrung durch Experten oder solche, die sich für Experten halten oder die meinen, sie seien von Experten in ihrer Meinung legitimiert. Das mögen Eltern sein, oder auch Wissenschaftler oder auch Journalisten (oder sogar Richter, aber letzteres ist nicht mein Thema).
Sie möchten uns an der Hand nehmen und uns erklären, wie die Welt denn nun wirklich ist.
Das würde sich dann kaum von dem unterscheiden, was <u>vor</u> jener Zeitepoche stattfand, die wir als Aufklärung bezeichnen. Mehr noch: Irgendwann habe ich gelesen, dass vor der Zeit, die wir "Aufklärung" nennen durchaus öffentliche Dispute möglich waren (diese waren allerdings gelegentlich mit der Gefahr verbunden, dass man selbst oder die Bücher, die man geschrieben hat, auf dem Scheiterhaufen landeten, was heute nicht mehr Sitte ist, jedenfalls nicht überall auf der Welt).
Oder ist Aufklärung nicht oder nicht nur Belehrung? Ist Aufklärung womöglich doch das Selbst-Denken, Selbst-Fühlen und Selbst-Tun, gemäß der allseits bekannten Definition von Kant?

Das würde dann bedeuten, dass die "Experten" den auf eben diesem Expertentum basierenden Narzissmus in Frage stellen müssten, dass sie sich fragen müssten, ob der Objektivitätsanspruch, den sie mit diesem Expertentum verbinden, womöglich eine Illusion ist.
Wer das aber verweigert, muss notwendigerweise alle von der eigenen verschiedenen Anschauungen gering schätzen und als Irrtum oder – wie

Edzard Ernst – als Lüge bezeichnen. Das würde auch bedeuten, dass der Anspruch, die Wissenschaft zu vertreten, nicht bedeutet, die alleinig gültige Welterklärung zu besitzen.

Ich möchte versuchsweise folgendes Paradox formulieren:

Aufklärung ist nicht nur der Ausgang aus der selbstverschuldeten Unmündigkeit, sondern auch der Ausgang aus der von "Experten der Aufklärung" zugewiesenen Unmündigkeit[14]!

Feynmann hat das ähnlich, aber kürzer und schöner formuliert, wenn auch auf die Naturwissenschaft eingegrenzt:

Naturwissenschaft ist der Glaube an die Unwissenheit der Experten.

Ich bitte meine Anhänger, Fans, Follower und was weiß ich, mich zu entschuldigen, dass mein kleiner Beitrag diesmal so ernsthaft war. Das nächste Mal werde ich wieder mehr dummes Zeug schreiben. Versprochen!

Feyerabend.

---

[14] Der erste Teil dieses bemerkenswerten Satzes ist von Kant, der zweite von mir. Soviel zum Narzissmus.

Hinweise für Autoren...

Inhaltlich steht der Bezug zwischen der Homöopathie und geisteswissenschaftlichen Gesichtspunkten im Vordergrund.

Die einzelnen Ausgaben sollen thematisch geordnet erscheinen. Daneben sind aber auch einzelne Ausgaben ohne thematischen Bezug möglich.
Entsprechende Arbeiten können direkt eingereicht werden, besser ist jedoch eine Anfrage mit kurzer Vorstellung des geplanten Themas.
Der Umfang der Arbeiten ist nicht festgelegt, er sollte sich jedoch nicht allzu sehr zwischen den einzelnen Autoren in einem Band unterscheiden. Es ist auch möglich, dass einzelne Ausgaben von einem einzigen Autor bestritten werden, wobei der Umfang dann natürlich entsprechend größer sein muss.

Kürzere Kommentare im Sinne von „Briefen an den Herausgeber" sind immer erwünscht.

Manuskripte können in jeder möglichen Form eingereicht werden, wobei die digitalisierte Form bevorzugt wird.

Kontakt (auch zu Anonymus):

Dieter Elendt
Caserio El Miradero
38434 Icod de los vinos
Tenerife/España

E-Mail-Adresse: homoeopathie-und@gmx.es

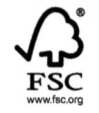